Be!〈季刊ビィ〉増刊号
No.27 December 2018

保存版

アルコール・薬物・ギャンブル

依存症家族の困りごと 解決&支援マニュアル

なぜ「家族支援」が重要なのか？

依存症の問題に取り組むカギとなるのは、家族支援です。
その重要性を五つ挙げます。

●最初に相談につながるのは、当事者よりも家族であることが多い。

●依存症の進行にともない、当事者だけでなく家族自身が、この病気の破壊的な影響を受け、傷つき、疲れ果てていく。

●家族も支援を受け、自分の人生を取り戻す権利がある。

●家族は、適切なサポートを受けて依存症への対応を身につけることで、当事者の回復の伴走者になれる。

●家族支援は、依存症者と家族双方の回復を助けるとともに、世代連鎖の防止にもつながる。

一人の依存症者の背後には、何人もの家族がいます。配偶者、親、きょうだい、祖父母や親族、そして依存症家族で育つ子どもたち……。家族を支援することは、家族自身が健康な生活を取り戻すと同時に、依存症者の回復を支え、次世代に問題が波及することを防ぐ意味も持ちます。

支援者はもちろん、家族の方もぜひ本書をお役立てください。問題解決のための知恵と、仲間たちの経験が詰まっています。あなたは決して一人ではありません。

本書企画のきっかけは、アルコール・薬物・ギャンブル依存症の家族四団体（※）による厚生労働省への要望です。各分野の家族が初めてスクラムを組んで動いたことにより、互いに力と勇気を得ただけでなく、それぞれの支援ニーズの違いも明らかになりました。

アンケート、手記、マニュアルやノウハウのまとめなど、ご協力くださった方々に感謝します。

【編集部】

※ ＡＳＫ（アルコール薬物問題全国市民協会）／全国薬物依存症者家族連合会（やっかれん）／ギャンブル依存症問題を考える会／全国ギャンブル依存症家族の会

話すことが**恥ずかしかった**ので、
誰にも相談しませんでした。

責めないで話を聞いてくれるところがほしかった。

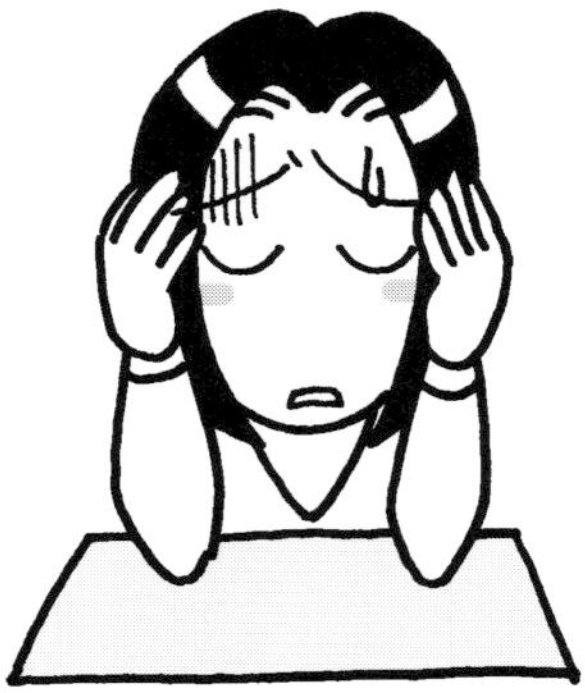

他にこんな問題を抱えた人がいるのだろうか、
どこに相談に行ったらいいか、治るのだろうか、平和に暮らせる日が来るのだろうか。

わからなかった

「本人以外でも相談できる場所がある」こと自体がわからなかった。


あらゆることすべてを知りたかった。

どうやったら病院へ行ってくれるか。会社は大丈夫なのか。

自分の話を聞いてくれる人や方法や場所、離婚話の進め方や方法、もし夫を殺してしまったらどうなるかなど。

なかなか情報が得られず、**一人で悩み苦しんでいた。**


子どもの前から、**夫を消す方法を教えてほしかった。**

私が子どもを連れて、誰も知らないところへ行くための手助けがほしかった。

とにかく夫が人知れず死んでくれる方法を教えてほしかった。

こうしたサポートが得られるわけがないことも理解していた。

どんなところに相談に行けばよいかを知らず、ただ飲んでいる夫と無意味な戦いをしていました。断酒会という場所があることを、世間に宣伝してほしいです。

娘が刑務所に服役することになり、絶望の日々の中で、今すぐ死にたいと思ったり、娘に死んでほしいと願ったりした。**死んでほしいと願う私自身に自己嫌悪を感じ、**仕事をしている時以外は、頭の中は常に娘のことで一杯になり、何をどうして良いか考えられない状態だった。

●アルコール・薬物・ギャンブル　家族のアンケートより
どこに相談したらいいか、

夫がギャンブル依存だと思っても、病院へ行くという選択肢がなかった。
楽な気持ちで通えるところ、いろいろな相談に乗ってもらえるところがほしかった。
情報は図書館の依存症の本で得た。

息子を助けてあげたいと思いつつ、それが親にはできないことがわかり、苦しんだ。
愛している子の力になれない、**壊れていくのを見ているのは何よりしんどい。**

CONTENTS

表紙デザイン 荒田ゆり子
編集 今成知美/武田裕子
近藤京子/土居ノブオ
イラスト うえだのぶ

1章 体験

問題はこうやって進行した

アルコール・薬物・ギャンブルへの依存は、いつの間にか進みます。

「最初の頃、その問題はどんな形で現われ始めましたか?」

家族のアンケート回答より、ご紹介します。

6人の手記では、事態がどう悪化し、どんな大変さがあったか、語っていただきました。

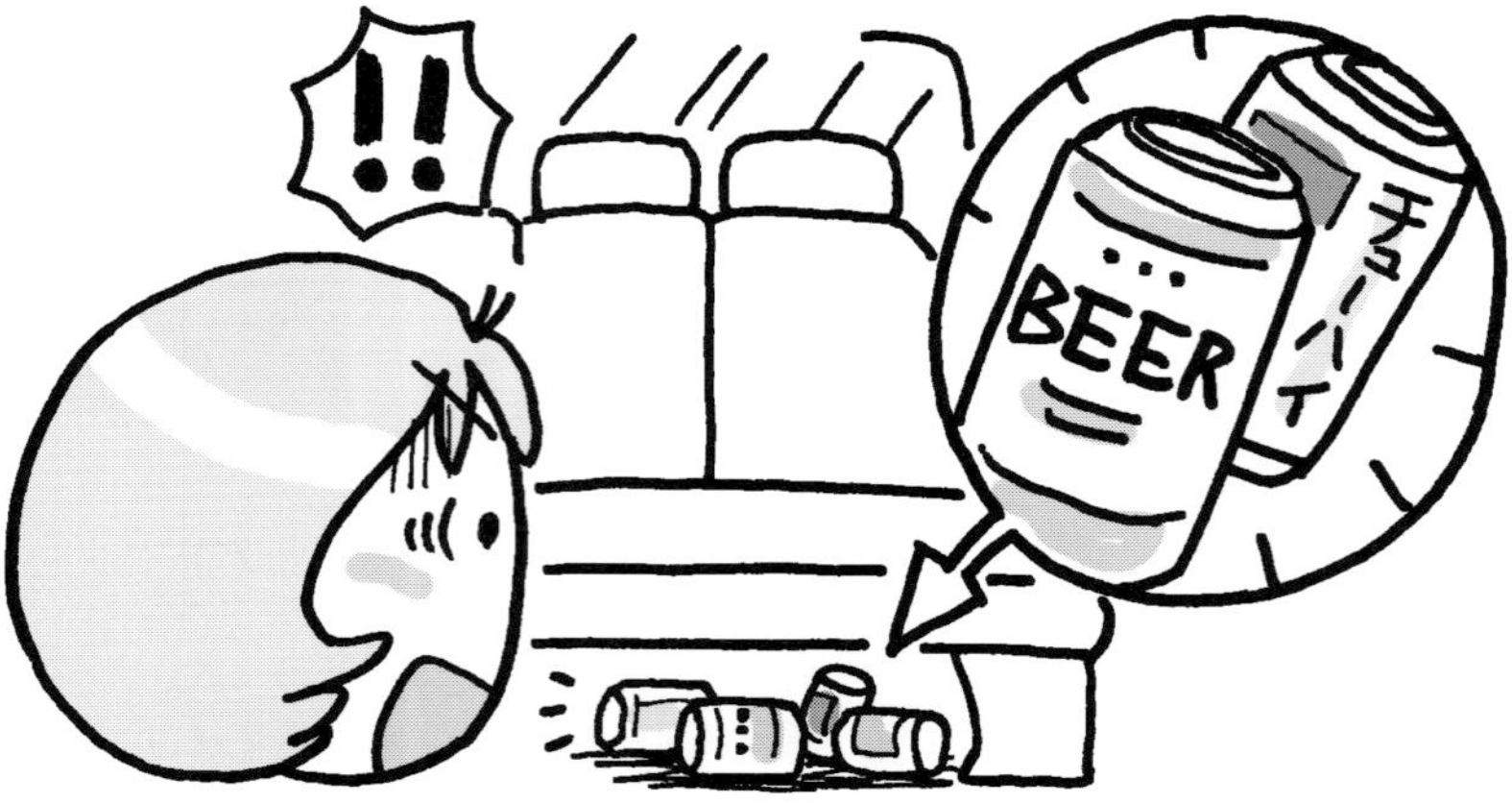

どんなふうに現われた？

仕事を休み、飲んで寝る。
当初はお酒の問題とは気づかず、本人の言う、夏は「夏バテじゃ」、冬は「風邪をひいた」という言葉を信じ、せっせと枕元に食事を運んでいた。私が悪いから夫の体調が悪いんだと思っていた。

朝起きられず会社を休むようになった。失禁したまま寝るようになった。

会社から突然、電話がかかってきて、**仕事に行っていなかった。**ガーン。

帰宅時間が遅くなった。

深夜、明け方、外泊になり、顔を合わせるたび「もう飲んだらダメ」とガミガミ言うことになった。


車の中にお酒の空き缶があった。


朝ごはんが食べられない、お風呂に入れない、歯を磨かないなど、**日常生活ができない。**

お風呂場に連れて入り、着替えをさせたりした。

●家族のアンケートより

アルコールの問題、

定年になってからです。

家では飲まず、**コンビニに行って飲んで酔って帰ってくる。**


会社を休みがちになり、30代前半に**うつ病で休職。**

1年半後に復帰するも、2年ほどで同じような状態になり、飲酒量はどんどん増えていった。二度目の休職期間の終わりごろには、一日中飲酒、寝たきりの老人のようにトイレにも行けず失禁を繰り返す。物も食べず、やせていった。このまま死ぬのではないか。でも死んだら、放置した私が犯人になってしまうのではないかと心配だった。

最初は非行問題。学校内で問題を起こす、仲間とタバコを吸う、万引きをするなど。
やがてガスパン遊びを仲間に誘われ、はまっていった。

大学に通わず単位がとれず、生活費の過剰な要求、カードローン。その後、市販薬の乱用を知り、生活の監視を強め、休学の手続きをし、その後退学。
変わっていく息子が怖かった。

現われた？

息子の枕元に**注射針**を発見。

入社したばかりの会社を辞め、昼夜逆転、帰宅しない、深夜に友人の出入り。機嫌がよかったり悪かったり。半年後ぐらいに覚せい剤で逮捕されて家族が知ることとなった。

裁判所から娘宛に出廷の通知がきたことで、娘が覚せい剤を使用したことを知った。教員として働き、結婚もしていた娘が覚せい剤に手を染めるなんてことは、どう考えても理解できず、毎日悶々として暮らしていた。

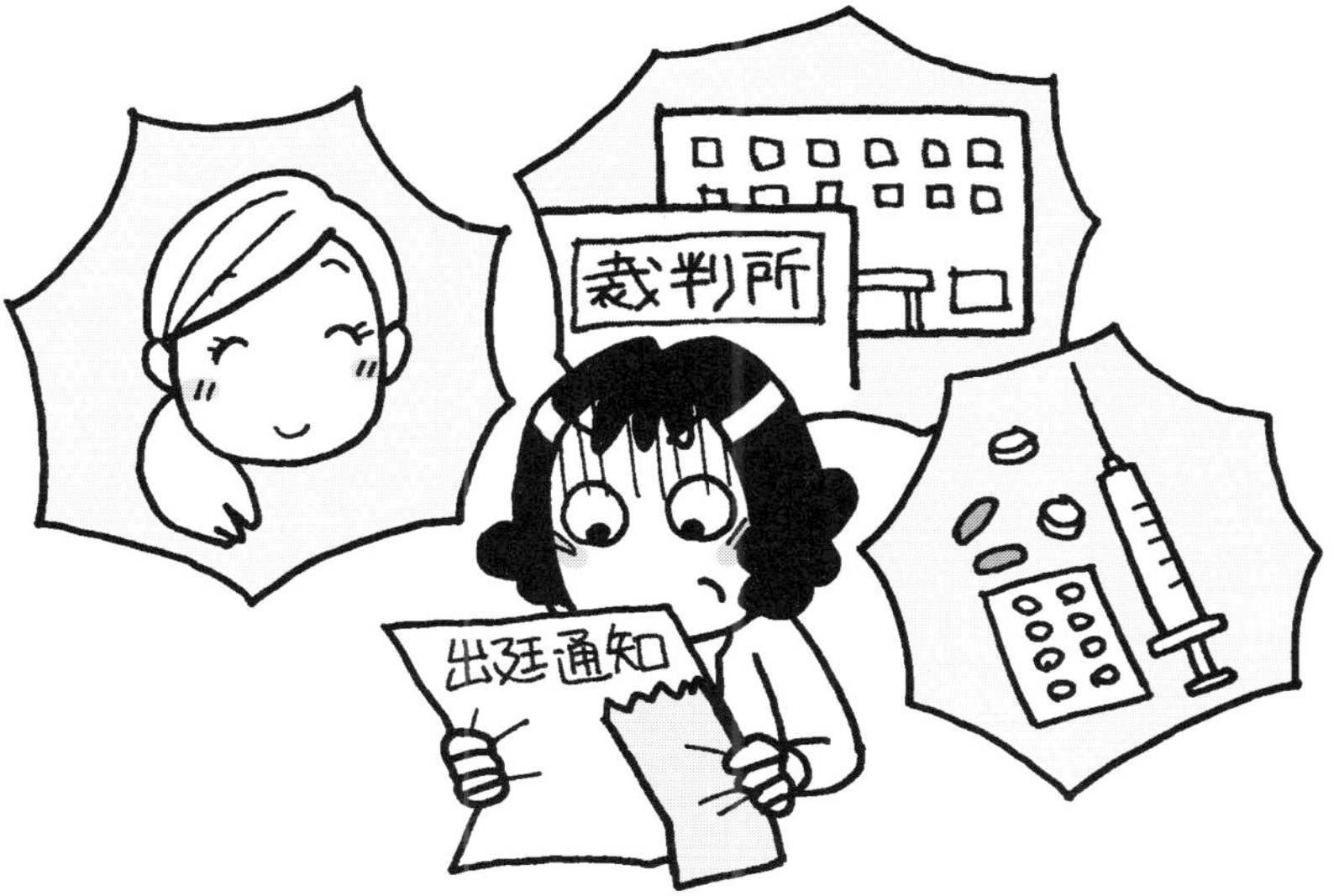

●家族のアンケートより

薬物の問題、どんなふうに

夫は友人と音楽イベントに出かけて職務質問にあい、**大麻所持で逮捕。**

さまざまな病院にかかって睡眠薬を処方してもらい、**一度に何錠も飲んでフラフラに**なり人に迷惑をかけ始めた。交通事故が月に何度もあった。何が起きているのかサッパリわからなかった。病院や薬局に、薬を出さないようお願いに行った。

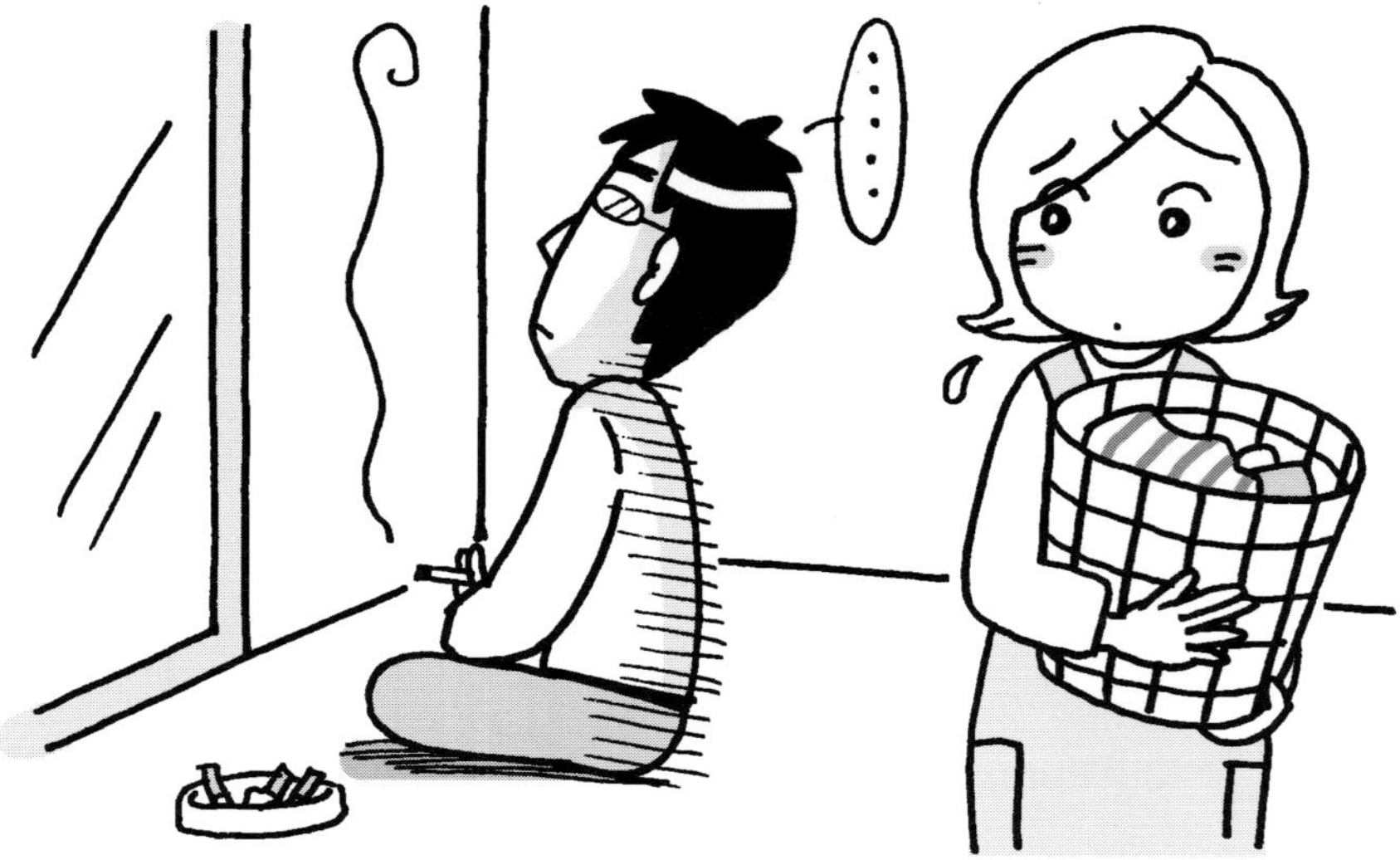

どんなふうに現われた？

家の中の現金がなくなる。

やがて金券がなくなり、家族の大事なものが次々なくなり、隠して場所を変えてもダメ。

そのうちお金を要求して「落とした」「○○に貸した」などのウソ。

通帳を見せない。休日出勤が増える
（仕事でなく競馬だった）。
そして突然**「借金がある」**と告白された。

住んでいたアパートの家賃が払えていない事が発覚。その後、息子は会社を無断欠勤、貯金を全部おろして**行方不明に。**
捜索願を出して、５日程後に見つかったと警察から連絡があり、迎えに行き問うと、約 130 万円の借金があることがわかった。

同棲中、恒例になっていたクリスマスプレゼントが安価になった。
借金があることが**督促状**で発覚。

●家族のアンケートより
ギャンブルの問題、

うわの空、思いつめた様子。
やがて、一人では返済できなくなった借金を、夫から打ち明けられました。

息子は家から出て生活していたが、連絡が一切とれなくなった。**金融機関からの請求ハガキ**が届き、本人の居場所もわかったので、家に連れ戻し、借金の尻拭いをした。

総合病院で診察の結果、医師からはアルコール依存症という言葉はなかったが、**看護師さんから「断酒会」「保健所」**へ行くよう、教えてもらいました。

新聞の保健所コーナーで「お酒でお困りの方へ」という文言を見つけ、自助グループにつながった。そこで、家族が変わらなきゃと思えるようになった

つながった？

ストレス性のうつ病と診断され、3ヵ月、**精神科**に入院。職場復帰3ヵ月目に**飲酒運転**でつかまり、その後退職し、**アルコール専門病院**に入院。

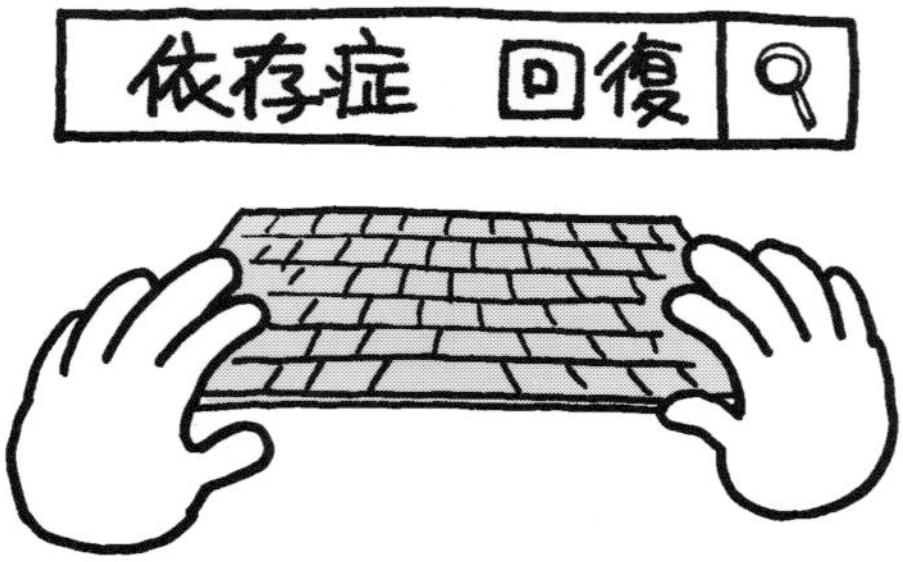

警察の生活安全課から、**精神保健福祉センター**へ、そこから**ギャマノン**につなげてもらいました。

依存症の病院、回復施設などの情報、GAのことなど、**ネットで情報**を得た。

警察や保健所も行ったが、どうにもならなかった。
ダルクにつながり、本人も親もサポートしてもらえて、生きる活力を得ることができた。
家族会に出会えて親が元気になれたことが一番だと思う。

少年院の教官が、本人に「夜回り先生」の本を教えてくれて、その後に本人が**ダルク**にアクセスし、母である私に自助グループやダルク家族会の案内をくれた。

●アルコール・薬物・ギャンブル　家族のアンケートより

どうやって相談・治療に

厚労省のホームページで**精神保健福祉センター**を知り、**ダルク**を紹介され、**家族会**につながった。

どこに相談したらよいかわからず、地元の**警察**に出向いたり、**非行の親の会**へ足を運んだり、ネットで探してセミナーに行ったりした。

市販薬の乱用を治してくれる医者をネットで調べまくり、**市の心の健康センター**に相談、そこで厚労省のパンフをもらい、息子が薬物依存症だと確信。すぐにダルクに電話をした。

アルコール

妻

この人が死んでくれたら楽になるのにと思った

【M・K】

心配と暴力の日々

夫がくも膜下出血を起こしたのは、長男が四歳、次男が一歳のときでした。そこで酒をやめてくれればよかったのですが、入院中も飲酒や喫煙をして隔離される始末。以来、十年以上、家庭崩壊、経済破綻、夫の事故やケガが私の心配ごとになりました。

飲んで車を運転し、壁にぶつける。子どもを載せて自転車に乗り、転倒して肋骨を折る。子どもの二段ベッドから落ちて骨折……。あげたらきりがありません。電話の音が鳴るたび、警察か？　会社か？　本人か？　とビクビクしていました。

いつしか暴言・暴力も日常茶飯事になっていました。私たちは共働きで同居している舅姑が子どもたちの面倒をみてくれていたのですが、姑は夫の言いなりです。私が仕事から帰ると、夫はソファーで寝ている状態。「何してるの？　仕事は行ったの？」と聞くと「うるせーな」と返ってきて、「おまえは家のことをやらない」と言って、実家の両親の悪口まで織り交ぜて責めるのです。

私は保育教諭をしています。家のローンもあるし、フルタイムで仕事をしているのは同じです。家事だって姑に任せきりではなく分担しているし、子どもたちのお弁当だって作っているのに、なぜ責められるのか。

夫は仕事を休むだけでなく、パチンコで借金もありました。意見すると威嚇され、睨まれ、腕をねじられ、殴られ……。頭を冷やすため夫が出て行くと、事故にあうのではないかと心配で眠れないのです。こんな思いをしてまで働く自分が本当に悲しかったです。

毎日が地獄で、この人に消えてほしい、死んでくれたら楽になると何度思ったことか。けれども、私が殺人者になったら息子たちに迷惑がかかると思い、必死で踏みとどまる日々でした。

しかしそんな夫は、会社では評判が悪くはないのです。真面目で空手や卓球などもしているスポーツマンだし、責任感が強く、成果も出していました。大きな企業ということもあって、多少会社を休もうが、入院しようが、大目にみてもらっていました。

夫が職場でアルコール性てんかん（※）を起こして倒れ、搬送先で精神科入院を勧められたときも、会社は「三ヵ月のプログラムをやれば復帰できる」と言ってくれました。けれどもそう簡単にはいきませんでした。

どうなってしまうの？

病院の紹介で、夫婦で断酒会（※）につながったものの、飲酒は止まらず、夫の足が例会に向くようになるまで一年以上かかりました。そのきっかけは、長男の身を挺しての訴えでした。

その日も、夫は朝から飲んでいました。それまで夫に歯向かうことのなかった中二の息子が意見し、瞬く間にもみあいになり、息子の首に手をかけてしまったのです。警察を呼んで夫は強制入院となりました。実は息子も空手の黒帯なのですが、抵抗せずに受け身に徹していたのです。

私は夫とケンカしている姿を子どもたちに見せたくなかったので、夫の暴言が始まると、いつも子どもたちを部屋に行かせ、自分は洗面所や風呂場に逃げて対応していました。でもそんな日常で、子どもたちに影響が出ないわけがありません。長男はあの事件以来、次男は小五から、不登校になりました。いずれにせよ、時間の問題だったのでしょう。

私も力尽きました。仕事で休めない状況なのに、起き上がれず、高熱が出て一週間寝込んだのです。あの頃が、私たち家族の底だったと思います。五年前のことです。

あの夫婦みたいになりたい

夫は入院中から復職のためのプログラムを始め、「何とかしよう」という姿勢が少しずつ見られるようになってきました。治療が長引くので経済的な心配はありましたが、断酒会で飲まずに生きている人とその家族にたくさん出会えたのが、励みになりました。いつか自分たちも、この人たちのようになれるのではないか？　と。

夫婦で各地の断酒会研修会に出るようになって、変わってきたように思います。依存症になった人でなければわからないこと、家族同士でしか分かり合えないことがあるから、私は私、夫は夫でこの輪の中でやっていけばいい、これでいいんだと思えるようになっていったのです。

これまで自分のことは何一つできなかったけれど、ちょっと時間があると美味しいものを食べたりして自分を大切にすることも教えてもらいました。

息子たちは今、高校生活を楽しんでいます。次男はときどき休みますが、部活では県大会で活躍しました。夫と子どもたちの関係も、少しずつできてきました。このまま穏やかな日々が続いてくれたらいいなぁと思います。

※アルコール性てんかん＝アルコールの離脱症状のひとつ。飲酒中断後、48時間以内に出現するけいれん発作のこと。
※断酒会＝アルコール依存症の自助グループ。111ページ参照。

アルコール
妻

飲酒運転で人様を傷つけたらどうしよう？

【T・M】

え？ 一週間も休んでる？

夫はもともと酒好きで、結婚当初から毎日晩酌をしていました。ビール五〇〇ミリリットル缶二、三本。それが焼酎に変わったのはいつ頃だったでしょうか。アルコールの知識を得た今なら危険な飲み方だとわかりますが、当時そんなことは知りませんでした。夫の「焼酎は安くて、次の日、体にあまり残らない」「飲むと身体のつらさが軽くなる」という言葉を素直に聞いて「へぇ、そういうものなんだ」と思っていたのです。今考えれば、夫は強い酒を飲むことで、離脱症状を抑えていたのでした。

私自身は酒を飲まないので、どの程度が「飲みすぎ」なのかわからず「夫は普通の楽しい酒好き」と思っているまま月日が流れました。

潰れるまで飲むようになったのは、五十代に差しかかる頃でした。それから二年ほどの間に、みるみる状況が悪化していったのです。

まず、朝起きてこなくなり、特に週末明けの月曜は「頭が痛い」と言って仕事を休んでしまうようになりました。そんなおり、会社から電話がきて「ご主人が一週間、無断欠勤しているのですが」と言われ驚愕しました。「え？ 今日も弁当を持って出かけましたが」と答えると、「やっぱりご存じないんですね」と言われたのです。信じられず、すぐに夫の携帯に連絡し問い詰めると「会社の人間関係がつらくて」とあっさり認め、大ショック！

さらに突然、サラ金の督促状が届きました。驚いて夫を問い詰めると「会社に行けなかったから給料を捻出するために」と言われたのです。

借金は二社で百万ほど。貯金で返済しましたが、大学生の子どもたちの費用もかかるのに、なんてことをしてくれたんだと怒りが沸騰しました。

それでもまだその頃は、問題の根底に酒があると気づきませんでした。あからさまに酒の問題が出てきたのは、健康診断の数値が悪く医師に「酒をやめなさい」と言われてからです。

何でそこまでして飲むの！

晩酌を出すのをやめたら焼酎を買ってくるようになり、「飲まないって言ったのに！」と怒れば怒るほど、飲もうとする夫といたちごっこになりました。飲んだ量がわかるよう酒瓶にマジックで目印をつけましたが、一向に減らないので、変だと思ったら中が水に変わっている。植木や車に酒を隠す。飲酒運転が怖いので寝ている間に鍵を取り上げれば、舅の車で酒を買いに行く。それも取り上げると自転車を使い、自転車がダメになると歩いていき、飲んで失禁して寝ている始末。

事故を起こし、人様を傷つけてしまったらどうしよう？　このまま夫が会社に行かなかったら、家計や学費はどうなる？　私の収入だけではまかなえないし、舅姑の面倒は誰が見るの？　と不安が山積みになっていきました。

快活で近所の人気者だった夫が、こんなふうになってしまっている内情を知られたくないと思いました。夫を外に出したくないと思い、人に夫のことを聞かれても、「今は出張でいないの」と嘘をつきました。離婚も考えました。でも、自活する自信がなく、夫名義の貯金を解約して自分の名義にすることくらいしかできず、この人に死んでほしいとまで思いつめました。

やっぱり私が悪いの？

アルコール依存症者と暮らしていて何よりつらいのは、何を言っても、どんなことをしても、相手に通じていると思えないことかもしれません。のれんに腕押しの状態で、空しく悔しいのです。状況が悪化していく中、舅姑には「あんたがきついからこうなった」と言われました。反発しながらも、本当は私が悪いのかもしれないと自分を責めました。

その後、地方紙の保健所通信コーナーを読んだことが契機となり、私と夫は断酒会につながりました。二人で欠かさず通い、今年、断酒三年目になりましたが、三年目くらいまでは再飲酒を繰り返し、高速道路で自損事故を起こしたりしました。

一年半やめた後、私の婚約指輪を質に入れて飲んだこともあります。断酒会につながる前の私だったら、「なんてことをするの！」と本気で夫の首を絞めたと思います。でも私がとった行動は、泣くわけでも怒るわけでもなく、黙って数日、家を空けただけ。「こうして飲んでしまうのがこの病気なんだ」と思えたので、私も少しは成長していたのでしょう。

実は今年も、夫は酒を買いました。結局、飲まなかったそうですが、三年も断酒してるのに！　と驚きました。「よく飲まなかったね」と言うと「いやあ、飲めんかったよ」と夫。不思議と怒りは感じませんでした。飲みたくなるのは、夫が悪いからでも私が悪いからでもない。病気だからなのです。

本人が何年もプログラムにつながらない

薬物
母

【みぃ】

みんな覚せい剤のせい!?

「胸が苦しい。医者に連れて行って」

家を空けがちな二男が数日ぶりに帰ってきて、そう言ったのは二十四歳のときでした。すぐに大きな病院へ連れて行くと、拡張型心筋症、肺水腫と診断。二ヵ月の入院となりました。当時は体の心配しかしていなかったのですが、後に覚せい剤の使用でも同じことが起きると知りました。

薬を使っているのかもしれないという話になったのは、自宅療養の後、叔父の所でアルバイトを始めたときでした。すぐにやめてしまい、叔父が「薬でも使っているんじゃないのかな」と言ったのです。ええ？　まさか！　と思いました。けれどもそう考えると、確かに思い当たる節があったのです。

二男はもともとやさしく穏やかで、場を和ませるのが上手な子でしたが、いつしか家族と距離を取って、夜遊びをするようになりました。その頃、駐車場の屋根にあがって叫んだり、宙に向かって棒を振り回したりしたことがあったのです。高校を留年し、「俺は落ちこぼれだ」と嘆いていたので、当時はそのストレスから精神的におかしくなっているのだと考えていました。

静かなところに行けば落ち着くのではないかといって、夫が二男をドライブに誘ったり、温泉やハワイに連れて行ったこともあります。けれども戻れば同じことで、高校も結局、通信で卒業資格を取ることになりました。

もしかしてあの頃から、薬を使っていたのではないか？　そう考えるとぞっとしました。

友だちに相談すると、「治すところがあるらしいよ」と言われ、警察に相談し、保健所を紹介されて、そこで専門クリニックを教えてもらいました。

息子が怖い

二男は覚せい剤の使用を認めたものの、二回しかクリニックに行かず、それから三年くらい引きこもりました。最初の頃は薬を使っているのがあからさまで、ベランダから飛び降りて骨折したこともあります。包丁を手にしたたときは主治医に助けを求めましたが、「本人がその気にならないとどうしようもない」と言われ、じゃあどうしろというのかと涙が出てきました。

二男は一階の洋間のソファーに陣取り、寝ているかテレビを見ているか、一心不乱に何かを書いてるかでした。食事どきだけは出て来るので、せめてもと二男の好きなものを出しました。

事態が動いたのは、二十八歳のときです。地元に薬物問題の家族会ができて夫婦で通い出し、食事のときに「こんなところへ行ってきたよ」とさり気なく何度か話したら、ある日、二男が「ダルク（※）へ行く」と言ったのです。

翌日、二男をダルクまで送り、うれしさともう会えないかもしれないという思いで胸がつまりました。しかし結局は半年で脱走し、その後、何度も受刑することになったのです。

葛藤と闘いながら

ダルクスタッフによると、二男はダルクを出た後、「組」に入ったそうです。そんなタイプじゃないのに、と信じられない気持ちでした。やがて上司と名乗る人から「寮で暴れているので家に帰してもいいですか?」と連絡が来て、二男はその人と「組」を出て建築業をしていることがわかりました。家族会で習ったように、「ダルクに入っていたのでダルクか警察に連絡してください」と伝えたものの、どうなってしまうのか不安でした。

幸いにも二男は自分からダルクにつながりました。けれども五ヵ月後に、また飛び出してしてしまったのです。

以来、年賀状が届くだけの状態で事実上、音信不通のまま、十年以上が過ぎました。それでも逮捕されるとダルクに連絡が入り、そのたびにこれでダルクにつながってくれたらと思うのですが、未だそうなっていません。

家族の仲間の子どもたちがどんどんダルクにつながっていくのを見ると、正直、つらくなるときもあります。人それぞれで、比べてはいけないと思いつつ、この長い道のりの中で、何かできたことはなかったのだろうか？　もっといい方法があったのではないか？と考えてしまうのです。

それでもナラノン（※）や家族会へ行くと、不思議と元気をもらえます。前向きに生きるためのヒントがたくさんあって、二男もこんなふうに心を許せる相手が一人でもいたら、どんなにか楽になるだろうと思います。

今年、思い立って刑務所にいる二男に会ってきました。十数年ぶりなのに意外とケロッとしていて、何か拍子抜けしました。「あなたの気持ちを、わかってあげられなくてごめんね」と伝えました。息子はダルクへ行く気はないようですが、毎月手紙だけは書いているそうです。今は私にできることはないから、自分で生きる道を見つけてくれたらいいなと思います。

※ダルク＝薬物依存症の回復施設。全国各地にある。
※ナラノン＝薬物の問題を持つ人の家族や友人の自助グループ。110ページ参照。

突拍子もない問題が、突然起きて翻弄される

薬物

母

【S】

インドで大麻中毒

「息子さんが急性大麻中毒で現地の病院に収容されています。すぐに迎えに来てください」

インド大使館から連絡が来たのは、十七年前のことでした。まさに青天の霹靂。当時、息子は大学二年。一ヵ月半の予定でバックパックを背負いインドを一人旅していたのです。慌てて迎えに行き、帰国後は大麻中毒を診てくれる病院を探して連れていきました。

診察では、特に説明はなく、処方薬をいっぱいもらっただけでした。ボーッとした息子を見ながら、こんな対応でいいの？　大丈夫なの？　と不安だったことを覚えています。

けれども半年の自宅療養で、息子は元気になりました。大学に復帰してからは日常が戻り、大麻のことを忘れていきました。問題が違う形で起きてきたのは、就職、結婚を経てからでした。息子の奥さんから「仕事に行かないで寝ている」と言われたのです。やがて奥さんと孫は実家に帰ってしまい、ろれつの回らない息子から電話が来るようになりました。

家に行ってみると、酒の空き瓶だらけの状態で、慌てて大麻のときにかかった病院に担ぎ込みました。そのとき初めて「依存症」という言葉を知ります。奥さん（後に離婚）によると、酒への執着が強く、ＤＶもあるとのこと。聞くことすべてがショックで、呆然としました。

奥さんの情報でダルクの存在を知り、とりあえずフォーラムに行ってみました。ロビーに入った瞬間、見慣れない風貌の人たちがたくさんいて怖くなりました。その印象が逆転したのが、施設長さんの講演でした。息子と同年代で、一見普通の人なのに、壮絶な体験を持ち、しかも今は何年も使っていないと堂々と話していたのです。

楽屋口で待っていて、施設長さんに泣きつきました。当時私はまだこの問題についてよく知らなかったので、後

日相談に行ったとき「息子は退院したら働くと言っているので、何とかやれるのかなと思います」と伝えたら「それでは中学生の子どもを心配する親と同じになりますよ」と言われました。

　意味不明でしたが、「働いても長続きしないと思います」と言われ、危機感を感じました。そこで施設長さんの勧めもあって、外泊時に息子にダルクを見学してもらい、退院後は「三ヵ月はダルクに通所する」「続かなければ一人暮らしをするかダルクに入寮する」ことを条件に、自宅に戻すことになったのです。

甘えさせてきたツケ？

　毎日、プログラムの時間に間に合うように起こし、尻を叩いてダルクに送り出しました。

　ところが一ヵ月もしないうちに「疲れたから行かない」「行っても無駄」と言って行かなくなり、家でだらだらするようになってしまったのです。施設長さんに言われた言葉の意味がようやくわかりました。

　家には長男夫婦と孫も同居していたので、悪影響が心配でした。そこで家族会議をして、退院時の約束を息子に再確認し、どうするか選んでもらうことにしました。

　息子は「一人暮らしはしない。ダルクへも行かない」とごねました。けれども「話が長引くと難しくなるので三十分で切り上げるように」とアドバイスされていたので、心を鬼にして「行かないなら家には置いておけない。自立してください」と伝えました。

　いきなり放り出すのも胸が痛んだので、当座の食費として一万円を渡すと息子はすーっと出ていきました。先のことはわからないけど、後は息子に任せるしかない。これで私の役割は終わったと脱力しました。

　ところが、息子は数時間後に戻ってきてしまったのです。「入れろ！」と叫んで大騒ぎになりました。やがてあきらめてどこかへ行きましたが、それで終わりではありませんでした。

　待ち伏せをされて「食べるものがない」と泣きつかれ、ついお金を渡してしまったこともあります。私の職場の前で息子が待っていたときは、私と息子で話すとらちがあかないと思ったので、施設長さんに助けを求めました。その場で電話して、息子と直接話してもらったのです。

ダルクを出たり、入ったり

　息子が生活保護を申請したと知ったのは、数ヵ月後でした。役所から突然、書類が届いたのです。できれば家族が扶養してほしい旨、書いてあり、動揺しました。慌てて施設長さんに相談したら、扶養は断わってよいとのこと。「ご両親は今まで成人した息子さんにさんざんお金を使ってきたんですから」と言ってくれ、安心はしましたが複雑な気持ちでした。

　それからしばらくして、息子は再びダルクにつながります。詐欺と窃盗で逮捕されたことがきっかけでした。このときも、同じ施設長さんにお世話になりましたが、結局一ヵ月半ほどで息子はダルクから姿を消しました。しかも数日後に家に戻ってきて、「入れろ！」と外で騒いで警察を呼ぶ事態になったのです。

　以来十年近く、息子は行く先々で生活保護を受給しては、何か問題を起こしてダルクに戻る繰り返しです。長いときは二年半ダルクに入寮しましたが、その間に双極性障害と診断され、躁状態で二回入院しました。次々と派手な問題を起こすのは、それも関係しているのかもしれません。

ピンチはチャンス

　息子の消息を知るのは、もっぱら外部からの連絡や、施設長さんや息子を知るダルク・スタッフからの情報です。警察や病院から連絡が来て、「引き取ってください」「息子さんに会ってください」と言われても、「息子は依存症で、ダルクという施設でリハビリをしている途中で出てしまったので、親が関わるわけにはいきません」と答えています。

　それでも何かある度に、今どんな状態になっているんだろう？　私に何かできることはないだろうか？　と考え心が揺れます。せめて福祉事務所がもっとうまく介入してくれたら、息子はもっと早くダルクにつながるのでは？　と思い、ケースワーカーに訴えたこともあります。振り返ると、我ながらよくやってきたなぁと思います。

　これも、励ましてくれるたくさんの仲間や、的確な状況分析をしてくれるダルクの人たちがいたからこそ。

　家族会につながった頃、「家族の回復も足で稼ぐんだよ」と言われたことを思い出します。自分の家族会だけでなく、他の家族会へも行ってみるようになって、仲間が増えました。各地のダルク・フォーラムに誘われ、参加するうち、電話でしか話したことのなかったダルクのスタッフや、息子のことを知る人に会えて、希望をもらうことができました。

　息子の問題も、だいぶ客観的に見られるようになった気がします。

　実は数ヵ月前、息子はまたダルクを飛び出しました。スタッフから「出るって言ってるよ」と聞いていたので、やっぱりなぁという気持ちです。

　その後、窃盗と大麻所持で逮捕されたとのこと。役所に行ったとき、生活保護課の人ともめて、怒って役所のパソコンを引っこ抜いて持って帰ったことがきっかけだそうです。

　ダルクの施設長さんが接見し、弁護士とも会ってくれるというので、すべてお任せしています。

　以前の私なら、打ちのめされて右往左往していたと思いますが、比較的落ち着いた気持ちです。私には、「ピンチはチャンスだね！」と言ってくれる頼もしい仲間たちがいるのです。果たしてチャンスは活かされるのか？　期待はしないけれど、希望は捨てず経過を見守っていきたいと思っています。

ギャンブル

妻

通帳から、ごっそりお金が消えていた

【ナヲ】

通じない会話、届かない思い

始まりは、入社以来積み立てていた財形貯蓄を夫が勝手に引き出していたのを知ったことでした。

どうも様子がおかしいので聞いてみたら、実はこれだけ借金がある、と打ち明けられ、私は慌てました。

とにかく目の前にある借金をなくさなければ！　と、お金をかき集めて返済しました。

これでスッキリ解決、もう大丈夫と思ったのに、それから五、六年の間、同じようなことが繰り返されました。

最初のうちは、私も夫が話す理由をすっかり鵜呑みにしていたのです。

会社の飲み会が重なった、冠婚葬祭で思わぬ出費があった、困っていた同僚のために立て替えた、仕事で損失を出した穴埋めに必要だった……。

やっぱりおかしい。何がどうなっているのだろう。

借金や貯蓄の使いこみという事実そのものよりも、嘘ばかりが重なっていく日々、通じない会話、届かない思いが、つらかったです。

あれこれ悩んだ挙句、消費生活センターに電話して相談しました。

「それはおそらくギャンブル問題ではないですか」と言われ、依存症を扱う精神科を紹介されました。そして私はギャマノン（※）につながりました。

生活を守るために

夫は、仕事の休み時間や会社帰りには連日パチンコ、週末になるとあれこれ理由をつけては競馬や競輪、オートレースなどに出かけていたようです。

ギャンブル依存症のことを知ってからは、繰り返される借金にも驚くことはなくなり、「ああ、またなんだ……」という心境に変わりました。

一方で、どうにかして生活を守っていかなければなりません。

ギャマノン・メンバーからの提案を実行しました。

※ギャマノン＝ギャンブルの問題の影響を受けた家族・友人の自助グループ。110ページ参照。

子どもが小さかったので、まずパートを探し、やがてフルタイムで働くようになりました。

さらに、夫名義の預金はしない、通帳や印鑑は厳重に保管する、などの手段をとりました。

子どもには夫の悪口は言わず、子どもの目の前でケンカしないよう心がけました。それでも私の不機嫌、さびしい気持ち、疲れて冴えない表情は、子どもに影響を与えていたと思います。

うつ病で動けないはずが……

何年たっても夫の状況は変わらず、やがて私も月一回ほど顔を出していたギャマノンから足が遠のきました。

自分なりに考えて、いろいろ工夫しました。たとえば、借金を私が返済したら、その分を夫の給料から毎月少しずつ返してもらう、などです。決めた通り返してくれれば、夫の行動には干渉しないことにしました。

十年ほど小康状態のように見えました。けれど再び多額の借金が発覚。たぶん夫は長いこと、自転車操業を続けていたのでしょう。

そのストレスからか、夫は動けなくなってしまい、うつ病の診断を受けて会社を退職しました。

心身ともに疲れ果てたのだろう、これで凝りただろうし、今は休むしかないよね……。そう思って、私はつい油断していたのです。

事態がわかったのは二年後、やっと新しい就職先が見つかった頃でした。引き出しに入れたままにしていた通帳から、ごっそりお金が消えていたのです。借金も発覚しました。

うつ病で起きられず、家から出られないはずの人が、私が仕事に出ている間にパチンコ屋に通っていたのです。

「もう一緒に暮らせない」

そのときが、私にとって「底つき」だったと思います。

自分なりに精いっぱい考え、できることは全部やってきたつもりでした。でもダメだ。もうどうしようもない。何をやっても夫のギャンブルは止まらないのです。

一生こんなことを繰り返すのだろうか……。初めて、本当の意味で現実に向き合いました。

私は再びギャマノンへ行きました。

夫に「回復施設に入所してほしい、そうでなければもう一緒に暮らせない」と伝えました。夫は提案を拒絶して家を出て行き、サウナなどを転々としていたようです。けれどその後、ウィークリーマンション暮らしをする中で、GA（※）に通い始めたのです。五十歳にもなって帰る家を失った情けない気持ちの持って行き場として、GAの仲間たちがいてくれたようです。

現在は同居しており、夫のギャンブルも止まっています。

ずいぶん長い経過でしたが、今では「あんなことがあったよね」「狂ってたよね」など、過去の話をしてお互いに笑えるようになりました。

※GA＝ギャンブル依存症の自助グループ。110ページ参照。

ギャンブル

母

「おまえのせいだ」と言って金を無心する息子

【けいこ】

この子は「うつ病」なのでは?

息子が「俺がこうなったのはおまえのせいだ」と私を責めるようになったのは、十八歳の頃でした。

私は息子が五歳のときに離婚しています。住むところの心配はありませんでしたが、仕事にばかり目が行き、息子のことがおろそかになっていたと思います。仕事優先の生活でした。

だから息子に責められると、母親としての罪悪感でいっぱいになり、その苦しさからますます仕事にのめり込む悪循環でした。

二十代になってから、息子の部屋で馬券を見たり、雀荘に入り浸っていることは気が付いていました。若い頃の一時の遊びだと思い、特に気に留めていませんでした。

それよりも、つらかったのは暴言や脅しでした。夜中に「お金がない」と五千円、一万円とお金をせびるようになり、私が出すまで責め続けました。

その後、息子は自分から簿記の資格を取り、落ち着いたように見えました。そんな頃、「実は借金があって債務整理をした」と教えてくれました。パチンコでできた借金だけれど、すべて整理できたとのこと。初耳で驚きましたが、息子は晴れ晴れとした顔つきだったので、終わったことならよかったと思い、そう伝えました。

息子が「夜眠れない」と言うようになったのは、それから一年も経たない頃だったと思います。三十をいくつか過ぎて、何度目かの就職をしたばかりのときでした。顔色も悪く、うつ病を疑いました。そしてよくよく聞くと、また借金ができたというのです。二百万円近い額でした。

不覚にも、そのとき私は「よかった」と思いました。息子はひどく憔悴していたので、もっと高額かと思いこんでいたのです。本人は自分で返すと言っているし、この額ならもしものとき私でも何とかなるのではないかと。

そうして四、五年経った頃、再び息

子の様子がおかしくなりました。憔悴し、仕事を休むようになったのです。

私があれこれ聞くと怒るので、何が起きているのかわかりませんでした。この子の将来はどうなってしまうのかと不安に襲われました。さらに借金をしていたら…。そう思うと食事も喉を通らなくなりました。

私の不安は無言のうちに息子にも伝わっていたと思います。息子は顔を合わせると私に「出て行って」と迫るようになり、「ここは私の家だから、あんたが出て行って」と言い争いになることもありました。

あの頃が、私の底つきでした。このまま一緒に居たら、どちらかが壊れてしまう。切羽詰まり、息子が信頼している知人に相談しました。その人が説得してくれて、息子は一人暮らしを始めました。二年前のことです。

やっぱりギャンブル依存なんだ

このちょっと前から、どうにも一人で抱えきれなくなり、インターネットで検索して精神保健福祉センターに相談し、ギャマノンに行くようになっていました。ギャンブル依存症者の家族や友人のための自助グループです。そこでギャンブル依存と言われて、ようやく腑に落ちたのです。

息子と離れ、ホッとしたのはつかの間でした。すぐに不安と恐れに襲われるようになったのです。息子は仕事に行けているのか、ご飯はちゃんと食べているのか……、と。私からは連絡はしない、訪ねても行かないと決めていたので、状態がわからないだけに、不安がどんどん増殖していくのです。

結果的にギャマノンに通ったことが功を奏しました。今年に入り、息子から「後で返すから四十万円貸してほしい」と無心するメールがきたのです。

ギャマノンの仲間に相談し、思い切って断わると、一日二、三回連絡が入るようになりました。電話が鳴ればつい出てしまうという私の様子を見て、仲間から着信拒否にするようにと言われました。GAや回復施設のことを伝える文章を仲間が作ってくれて、息子にメールを送りました。着信拒否などしたら息子は生きていかれないとの妄想に襲われ、二週間かかってやっと着信拒否をすることができました。

あの後の、楽になった気持ちは何とも表現できません。ホッとするでもなく、安心するでもなく。

しかしすぐに、家に来たらどうしよう？　という不安に襲われました。仲間の勧めに従い、この夏に、思い切って家を売りました。

息子が頼っている知人には、引っ越したことだけを伝えてもらいました。知人も「離れた方がいいと思っていた」と言ってくれました。

あれから二ヵ月――。ようやく、息子を手放すことができたように思います。この先、自分一人で生きていく覚悟が固まってきました。ここまで来れたのは、ギャマノンのミーティングと仲間がいたことです。何より心強く大きな支えになってくれています。

2章 マニュアル

アルコール・薬物・ギャンブル 支援のツボ、これだけ違う！

依存症という病気の本質は共通でも、家族の困りごとの中身、必要としている支援は、アルコール・薬物・ギャンブルでそれぞれ異なります。

基本となる知識と、家族支援のツボを、アンケートの声とともにまとめました。

依存症の基礎知識

どんな「依存」がある？

アルコール・各種の違法ドラッグ・処方薬・市販薬など神経に作用する物質への依存を「物質依存」といいます。

ギャンブル・ゲーム・ショッピング・性行為など特定の行動プロセスへの依存を「プロセス依存（行為依存）」といいます。

摂食障害・自傷・万引きなども、プロセス依存としての側面をもちます。痴漢など性犯罪についても、依存問題ととらえた上での加害者臨床アプローチが始まっています。

さらに、恋愛や世話焼きなど関係への依存を「人間関係依存」と呼ぶこともあります。

「依存症」という病気

アルコール・薬物・ギャンブルへの依存は、依存症（嗜癖）の分野で疾患としての位置づけが確立し、脳内で起きる変化なども研究されています。

いずれも意志の弱さや性格の問題ではなく、その物質や行為に関する「脳のブレーキが壊れてしまう」病気です。

そのため、ほどほどで切り上げようと思ってもやめられない、なぜこんなときにという不適切な場面でやってしまう、健康や社会生活に多くの支障が出ているのにやめられない、といった「コントロール障害」に陥ります。

回復が可能な病気

依存症は放置すると、関連疾患による死・事故死・自死などに至る場合もあるため、「致死性の病気」とも呼ばれます。

けれども適切な治療や支援を受けたり、自助グループなど仲間がいる場につながることで、依存症からの回復が可能です。回復を始めるのが早ければ早いほど、失うものは少なくてすみます。

家族を巻きこむ病気

依存症が進行するにつれ、その物質や行動が最優先になり、もともとその人がもっていた価値観・人間関係・日常生活での役割などが損なわれていきます。隠しごとや嘘も増え、周囲の心配や忠告に耳を貸さなくなっていきます。

そのため家族全体が不安や不信感に支配されたり、当事者が果たすべき責任や役割を家族が背負い込んで負担が集中したり、暴力・暴言が日常化したりします。

こうして当事者だけでなく家族も、依存症という病気の影響を受けて傷つき疲弊していきます。

「イネイブリング」とは？

家族はなんとかして問題を解決しようと懸命になり、説教や叱責、行動の監視、本人がやった失敗の後始末などに追われるようになります。

けれど、やってもやっても事態はよくならず、むしろ状況は悪化していくのです。

なぜかといえば、自分の失敗を誰かがカバーしてくれたり、自分の問題に誰かが必死になってくれることで、「自分で自分の責任をとらなくてすむ」から。こうして、飲み続けたり、薬を使い続けたり、ギャンブルを続けることが可能になります。

このように、結果的に病気の進行を助けてしまう行動が「イネイブリング」です。「〇〇を可能にする」という意味の英語から来ており、イネイブリングを行なう人を「イネイブラー」と呼びます。

本来はよかれと思ってやったことが、意図とは逆の結果をもたらしてしまうのです。

※イネイブリングについては4章73～74ページも参照

家族ができること

家族が対応を変えることによって、当事者が回復につながるチャンスを作ることができます。

●酒・薬・ギャンブルによって起こした問題を、本人に代わって解決するのをやめる。

相手と自分との間に適切な境界をつくる。本人の責任を、本人に返す。

●酒・薬・ギャブルをやめなければダメだと、上から目線で説教するのをやめる。本人の選択を、本人に返す。

●家族自身が心配している気持ち、回復してほしい気持ちを、率直に伝える。

【例】「あれだけ言ったのに、（あなたは）どうしてまた飲んだの！」は、上から目線の言い方。主語が相手なのでYOUメッセージと呼ぶ。

「（私は）あなたのそんな姿を見るのが悲しい」「（私は）あなたのことが心配だ」「（私は）お酒をやめてほしい」というのは、自分を主語にしたIメッセージ。相手に気持ちを伝えるには、Iメッセージを心がけるのがポイント。

サポートを得よう

これまでの対応を変えるのは、家族にとって簡単なことではありません。

相手の問題から手を放すためには、今までの価値観を変える必要があるでしょう。周囲からの「気が利かない」「無責任」「冷たい」といった非難にさらされることも。ですから家族には、味方になって支えてくれる人が必要です。

　相談・治療機関のスタッフはもちろんですが、同じ問題に取り組んでいる家族の存在は何よりも力になります。ぜひ家族の自助グループや家族会に足を運んでください。

自助グループについて

当事者だけでなく家族にとっても、自助グループは次のような点で意味があります。

＊問題を抱えているのは自分だけではないとわかる
＊批判されずに耳を傾けてもらえるので、ためこんだ感情を安全に吐き出せる
＊同じ立場の仲間として、共感が得られる
＊他の人の体験が、自分のために参考になる
＊他の人の体験を通して、自分の課題に気づける

※自助グループについては、増刊号26も参照
※自助グループや家族会の連絡先は110～111ページ

「共依存」とは？

もともとは、アルコール依

家族による「介入」

助けを拒む人に対して、援助を受けるように働きかけることを介入（インタベンション）といいます。

依存症という病気の特徴として、自分からは助けを求めない、ということがあります。周囲が積極的に、治療や回復の場につながるためのチャンスを作ることが大切です。

家族が当事者に介入を行なう場合、いくつかのポイントがあります。

●タイミング
本人がなるべく落ち着いているときを選ぶ。避けるべきなのは、酔っているときや薬を使っているとき、今から飲もう・使おう・ギャンブルに行こうとしているときなど。

失敗して困ったり落ち込んでいるとき、身体がつらいとき、逮捕、借金発覚などの危機的な状況は、介入のチャンスになる。

●伝え方
相手を責めずに、心配している気持ち、回復してほしい気持ちをあたたかく伝える。

親子の場合など、境界を明確に示したほうがよい状況では「○○ならば応援する。それ以外には、今の私にできることはない」のようにきっぱり伝えることも大切。

●事前の準備
家族・親族や関係者が、方針を統一しておく。

医療機関・回復施設・自助グループなど、すすめたい場所について事前によく調べておく。その場ですぐ予約をとったり、出かける日を具体的に約束したりできるように。

●うまくいかなかったら
本人が提案を拒絶したら、食い下がらない。サッと引き下がって、次のチャンスを待つ。

存症者の配偶者が陥りがちな状況を指した言葉です。

依存症者がアルコールにとらわれているのと同様に、家族もアルコール依存症者をなんとかすることにとらわれている、というわけです。

やがてそれは広く、「相手の問題に巻き込まれた状態」や「相手の問題解決に、相手以上に必死になっている状態」を指す言葉として使われるようになりました。

さらに、その背景にあるパターンが注目されて、「他人のニーズや感情などに注意を奪われて自分自身に焦点が当たっていない生き方」を表わす概念にもなりました。

依存症者の家族にとって共依存からの回復は、自分を優先し、自分をケアすること、自分主体の人生を取り戻すことでもあります。

子どもがいる家庭の場合

親が依存症の場合、子どもへの虐待が起こりやすいことに注意が必要です。

身体的な暴力やネグレクトに限らず、面前DV（親のDV加害と被害を子どもが目撃すること）は深刻なトラウマを引き起こします。

子どもの安全を確保するとともに、DV被害を受けないことを優先してください。

※暴力への対応については56ページを参照

親として、子どもにできるのは次のことです。

●事実を伝える

親が依存症という病気であること、子どもには責任はないこと、この病気は回復が可能であることなどを、子どもの年齢に応じて、わかりやすい言葉で伝える。

●家庭を健康なものにする

子どもが無理をせずに「子どもらしくいられる」環境をできるだけ整える。

●生きるのが楽な考え方や行動を教える

がまんしなくていいこと、「悲しい」「つらい」「頭にきた」など気持ちを口に出していいこと、自分を優先していいこと、人に助けを求めたり相談していいことなどを子どもに伝える。そのためには、大人自身が回復プロセスを歩んでいることが欠かせない。

アダルト・チルドレン（AC）は？

依存症その他の問題がある家庭（機能不全家庭）で育った成人のことです。

子ども時代を生きのびるため身につけた、共依存をベースにした行動パターンや役割が、大人になってからの生き方を苦しくさせてしまうのです。虐待によるトラウマを抱えている場合もあります。

その結果、親と同じ依存の問題を繰り返す、気づけば依存症者の配偶者となっていたなど「世代連鎖」が起きることも少なくありません。

苦しい生き方から抜け出すためには、

①子ども時代の痛みや喪失を安全な場で表現する
②現在の自分の課題に気づく
③今までのパターンや思い込みを手放す
④新しいスキルを学ぶ

という四つの段階が役に立ちます。

●家族のアンケートより

アルコール 家族の困りごと

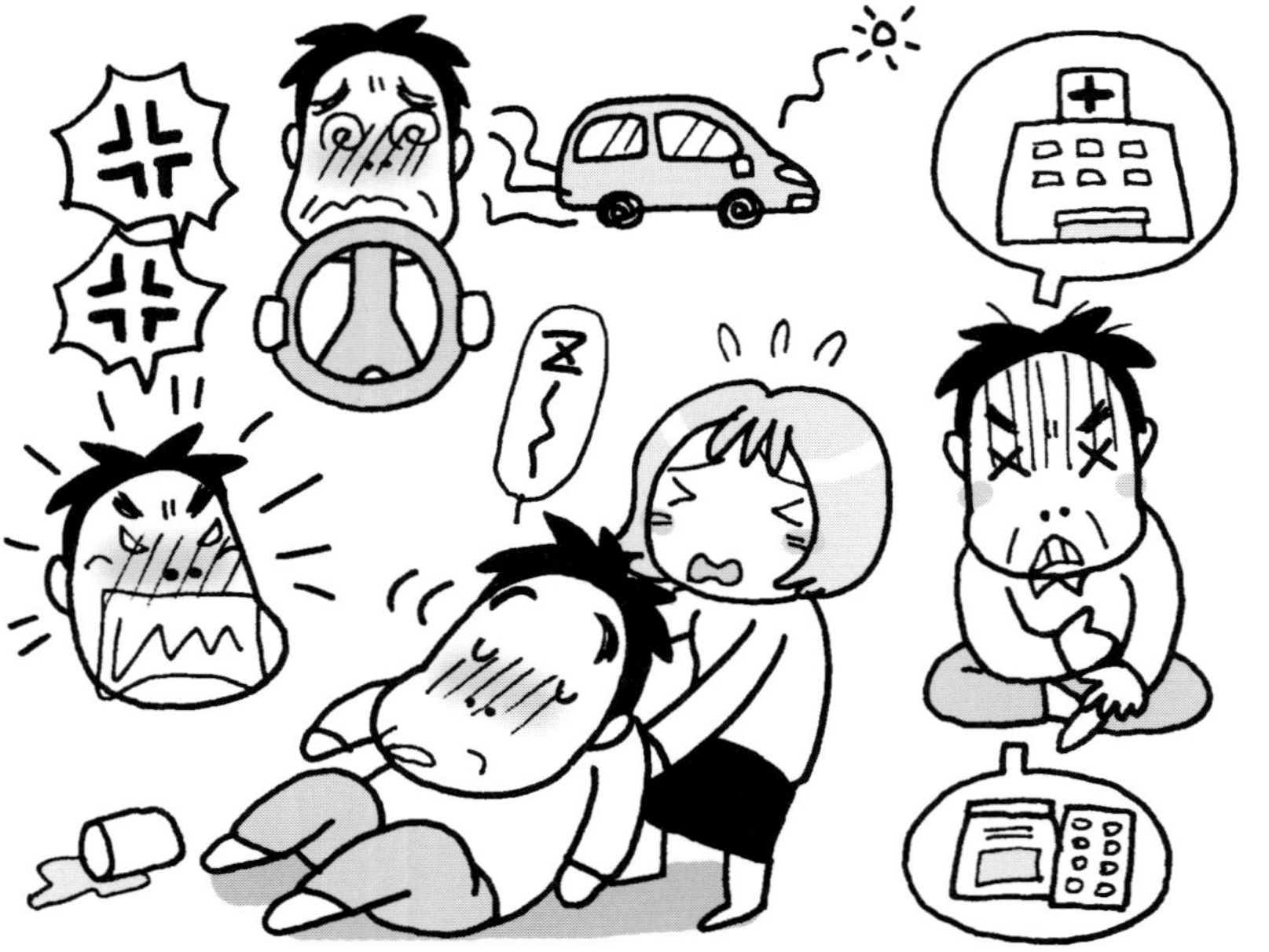

体の病気／食事もとれない／衰弱／死んでしまうのではないか

泥酔／歩行困難／路上寝／一人でお風呂も入れない／失禁／不潔

飲酒運転／事故やケガ／火災の心配

暴言暴力／夫婦喧嘩／家庭崩壊／離婚

仕事に行かない／失職／生活費やローンの支払いに困る／近所迷惑

アルコール依存症を含むアルコール健康障害

依存のタイプ	物質依存
依存対象	アルコール飲料全般
社会的許容度	◎
社会情勢	飲酒天国。酒に強いことをよしとする文化。酩酊への社会的許容度も高い（ただし飲酒運転については厳しくなった）。日本人の半数は体質的に酒に弱く、飲酒量が多い２割の人々が酒類の７割を消費している状況。依存症に対しては、病気ではなく性格の問題との偏見がある。
当事者	中年男性が中心だったが高齢者・女性が増加
現われる問題	**からだ**の問題として現われることが多い 身体疾患・二日酔い・当日欠勤・長期病欠・酩酊事故・飲酒運転・DV・失職など
遭遇しやすい場面	内科・救急・健診・警察・介護
主な相談者	配偶者・親・成人した子・きょうだい（遠方に居住のケースも）
相談しやすいキャッチ	お酒で悩んでいませんか？ お酒で困っていませんか？
地域連携に加わってほしい機関や分野	精神保健福祉センター・保健所・市町村の保健師・一般医療（内科・救急・精神科）・専門医療・自助グループ・回復施設・警察（生活安全・交通安全）・消防・産業保健・薬局・地域包括支援センター・介護施設・訪問看護・福祉事務所・児童相談所・社会福祉協議会など
関連する法律	●アルコール健康障害対策基本法【厚労省】 ●酒税法【国税庁】 ●未成年者飲酒禁止法／風俗営業等の規制及び業務の適正化等に関する法律（風営法）／道路交通法／自動車の運転により人を死傷させる行為等の処罰に関する法律／酒に酔って公衆に迷惑をかける行為の防止等に関する法律（酩酊者規制法）【警察庁】

「アルコール・薬物・ギャンブル 家族が望む＜依存症支援＞に関する要望書」をもとに改変
2017 年 12 月に 4 団体が厚生労働省に提出（ASK ／全国薬物依存症者家族会連合会／ギャンブル依存症問題を考える会／全国ギャンブル依存症家族の会

アルコール家族支援のツボ

アルコールに寛容な社会の中で、家族が相談・支援の窓口にたどり着くまでには長い時間がかかっています。

飲んで問題を起こしても、「酒の上でのことだから」と大目にみられがち。

関連疾患の治療では「飲める体」に戻してしまうことが多く、背景にある飲酒問題への介入がないまま、依存を進行させてしまうのです。一般の精神科や心療内科でも、飲酒問題に気づかれないまま、うつ病として治療されているケースが少なくありません。

いよいよ問題が顕在化した頃には、飲酒だけでなく、家庭内の不和、飲酒運転、DVや虐待、失職など経済的な問題、将来への不安、離婚の悩みなど、あらゆる問題が襲ってきていることも。こうした問題を一ヵ所で扱うワンストップ型の支援を目指して、地域の関係機関が連携することが望まれます。

なお、離脱症状については64ページ、高齢者の問題については66ページを。老い先短いからとあきらめがちですが、回復率はむしろ高いのです。若年や女性では、摂食障害・処方薬乱用・自傷などの併存も多いため、薬物依存の家族支援も参考に。

1 気持ちのサポート

長年、飲酒問題に悩んできた家族は傷つき、疲弊している。周囲の無理解の中で孤立し、責められてきた場合も。

まずは、相談の場にたどり着くまでの苦労をねぎらう。「よく相談にいらっしゃいました」「今までさぞ大変だったでしょう」など。

2 暴力・虐待・飲酒運転のリスクを確認

暴力や虐待のリスクがある場合は、避難場所の確保、警察への通報など、対処の原則について伝える。緊急度を判断し、DV被害者の支援機関へつなぐなど連携をはかる。子どもの虐待については児童相談所との連携を。

緊急度が高くない場合も、日常の中で暴力のリスクを減らす対応について伝える。

飲酒運転を繰り返している場合は、警察への通報を選択肢に。「二度とやってほしくない。次は通報します」と予告することで、介入へのきっかけになる可能性も。

※暴力については56ページ参照

3 依存症の知識を提供

アルコール依存症という病気について説明。意志や性格の問題ではないこと、家族を巻き込む病気であること、家族のせいではないこと、回復が可能であることを伝える。

4 対応の原則を伝える

飲酒問題の進行に伴って家族が陥りがちな状況（説教・懇願・行動の監視、飲ませないよう酒を捨てる、酔いつぶれた人を必死に世話する、飲酒による失敗の尻拭いなど）について説明する。

こうした対応が、結果的に依存を進行させてしまうこと（イネイブリング）を伝え、次からどうすればよいか、具体的な場面に即して考える。

家族が世話焼きをやめようとすると、本人の怒りや周囲の非難などの圧力がかかりやすい。孤立しないよう、精神的なサポートが必要。

※イネイブリングについては4章73〜74ページも参照

5 セルフケアの方法を提案

自分自身の感情やニーズに目を向けることや、日常でできるセルフケアを提案する。

感情を言葉にすること、自分を主語にして話すことは、依存症者に治療をすすめる上でも大切。

6 介入のサポート

家族が当事者に治療をすすめる「介入」を手助けする。

専門医療機関についての情報提供（相談の仕方、費用など）、親族や職場関係者などで認識を共有するための助言や資料提供など。

治療をすすめるには「入院して酒をやめる」といった表現より、「心配なのでこういう先生のところへ相談に行ってみませんか」などの方が受け入れられやすい。ロールプレイなどで事前練習すると役に立つ。

7 自助グループにつなげる

家族が相談してから当事者が回復を始めるまで、期間を要することも多い。断酒が始まった当初も状況が不安定でさまざまなストレスがかかる。家族にとって自助グループは、長いプロセスを継続的に支えてもらえる場。

アルコールの自助グループでは、日本独自の「断酒会」とアメリカで誕生した「ＡＡ」（当事者）・「アラノン」（家族）などがあり、いずれも全国で活動が行なわれている。

断酒会には、家族だけでも参加できる。

8 生活支援

離婚について悩む妻に対しては、具体的な情報提供を。

失業などで経済的問題を抱えている家族には、生活扶助や就労支援などについての情報提供や、断酒後を含めた継続的なサポートを。

※離婚については58ページ参照

●家族のアンケートより

薬物 家族の困りごと

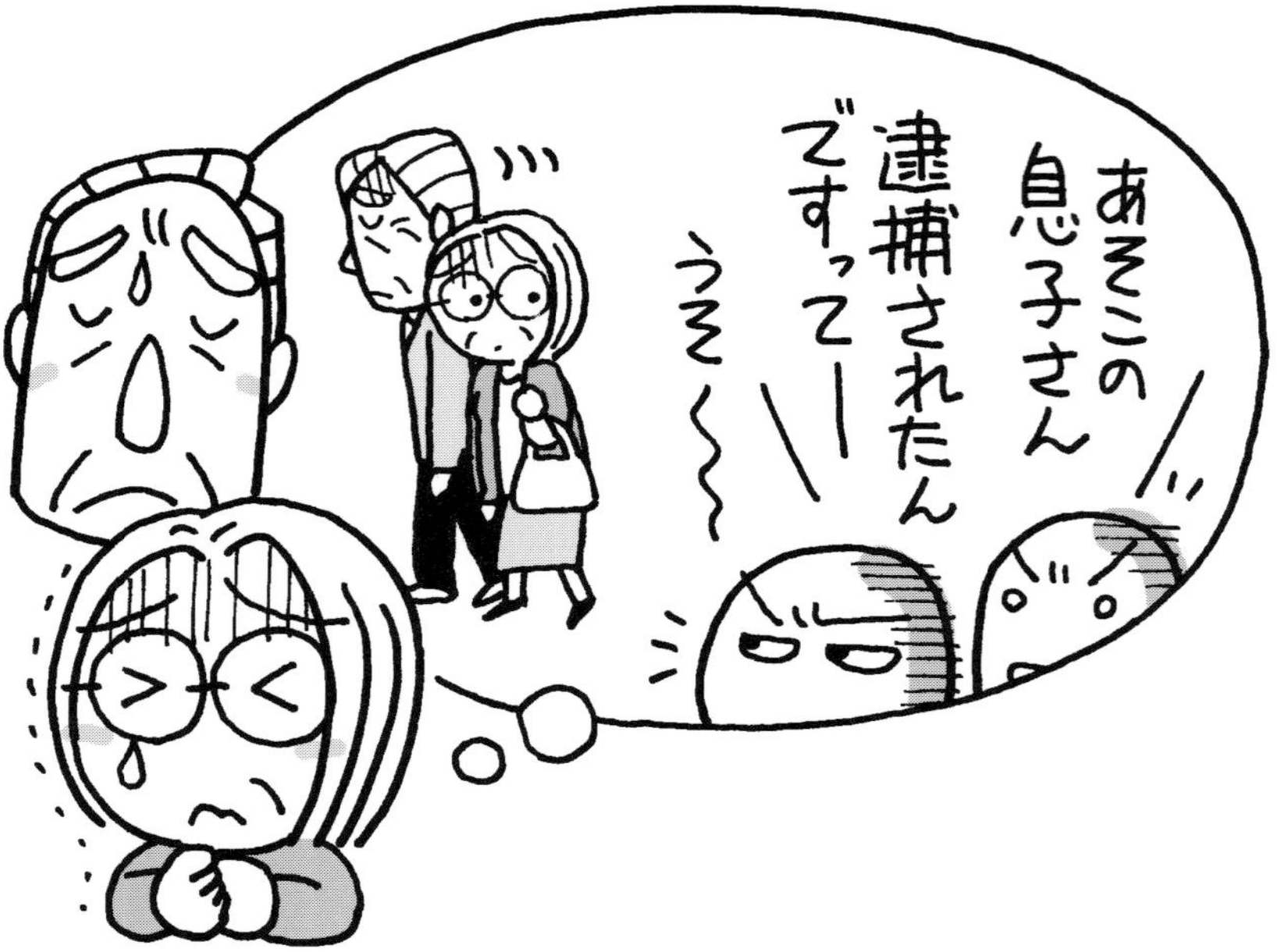
あそこの息子さん逮捕されたんですってー
うそ〜〜

非行・逸脱行為／**犯罪**／**逮捕**／退学・失職

世間にばれる
ここに住めなくなるのでは

家族の仕事や結婚に悪影響

体の心配／死んでしまうのではないか

処方薬依存についての医者の無理解

薬物依存症

依存のタイプ	物質依存
依存対象	大麻・覚せい剤・処方薬・市販薬など
社会的許容度	×
社会情勢	違法薬物の取り締りや刑罰は厳しく、犯罪者として社会から排除される風潮がある。依存症に対しては、病気ではなく性格や素行、親の育て方の問題との偏見がある。処方薬に関しては認識が薄い。
当事者	若者〜中年が中心
現われる問題	**社会的逸脱**という形で現われることが多い 薬物犯罪・非行・退学・家出・自傷・ひきこもり・売春・失職・DV・借金・暴力団・逮捕・受刑・保護観察
遭遇しやすい場面	警察・弁護士・精神科救急・薬局
相談者	親がほとんど
相談しやすいキャッチ	薬物の問題で困っていませんか？ 秘密は守ります。通報することはありませんので、安心してご相談ください。
地域連携に加わってほしい機関や分野	精神保健福祉センター・保健所・専門医療・精神科・自助グループ・回復施設・家族会・弁護士・保護司・保護観察所・刑事施設・更生保護施設・警察・麻薬取締員・麻薬中毒相談員・福祉事務所・児童相談所・地域生活定着支援センター・相談支援事業所・薬局・スクールカウンセラー・養護教諭など
関連する法律	●再犯の防止等の推進に関する法律（再犯防止法）／薬物使用等の罪を犯した者に対する刑の一部の執行猶予に関する法律【法務省】 ●覚せい剤取締法／大麻取締法／あへん法／麻薬及び向精神薬取締法／毒物及び劇物取締法／医薬品医療機器等法【厚労省】

「アルコール・薬物・ギャンブル 家族が望む＜依存症支援＞に関する要望書」をもとに改変
2017年12月に4団体が厚生労働省に提出（ASK／全国薬物依存症者家族会連合会／ギャンブル依存症問題を考える会／全国ギャンブル依存症家族の会

薬物 家族支援のツボ

違法薬物の使用は、家族にとって「逮捕されたらどうしよう」「犯罪者になってしまう」「世間に顔向けできない」といった深刻な不安とスティグマをともないます。

問題が起きても家庭内で抱え込みやすく、相談・支援の窓口に連絡しにくいのです。

一方、処方薬や市販薬は、依存のリスクについて認識が不足しています。過量服薬による緊急入院や重複障害の問題など、家族に精神的・経済的ダメージを与えます。

相談機関に最も期待されるのは、回復の場やさまざまな社会的支援への道筋をつけるナビゲーターとしての役割です。地域の関係機関でケース検討を行なうなど、「顔が見える連携」をぜひ。

1 安全性を保証する

相談の最初は名前を名乗らなくていいこと、守秘義務を守ること、違法薬物使用について警察に通報しないこと、相談内容を口外しないことを伝える。

安全性を保証し、家族の不安を取り除くことが大切。

2 「親のせいではない」

相談者の大半は親の立場。子どもの問題で自分を責めていることが多い。

まずは薬物依存症という「病気」があることを説明し、これが「愛情不足や親の育て方の問題ではない」ことをはっきり伝える。

3 「回復のプログラムがある」

「犯罪」として扱うのではなく、薬物依存から回復するためのリハビリテーション・プログラムが存在していることを伝える。

医療機関の役割や相談の仕方、「ダルク」など回復施設の特徴やプログラム、自立支援医療や障害福祉サービスなどの制度について情報を提供。

4 暴力・自傷のリスクを確認

当事者に暴力や自傷があるかを確認し、程度・頻度・状況などから緊急性を判断。警察や救急への通報、医療保護入院など、活用できる方法について伝える。

必要に応じ緊急避難先や世帯分離について検討し、当事者を地域で支えられるよう関係機関の連携を調整する。

※暴力への対応については56ページを参照

5 問題対処の情報提供

逮捕、事故、借金などの事態も起きるため、家族は関係機関や専門職の活用法を知っておく必要がある。たとえば弁護士の役割や探し方、身元引き受けや保護観察、借金への対応などについて情報提供したり、関係機関と連携して事態をサポートする。

※逮捕については60ページ、借金への対応は68ページを参照

6 「ピンチをチャンスに」

こうした危機は、当事者を回復につなげる「介入」のチャンスでもある。

ピンチをチャンスにするためには、準備が必要。回復施設や医療の受け皿を探しておくこと、家族が依存症について学んでおくことなど。

受け皿探しを含めて、今後の道筋を一緒に考えることができる、と伝える。

7 家族会・自助グループを紹介

各地に薬物問題の家族会があり、さまざまな状況への対処法や経験にもとづくノウハウが集積されている。

薬物依存症の家族と友人の自助グループ「ナラノン」では、同じ悩みを抱える人同士で体験を分かち合える。

8 具体的な対応の練習

家族が当事者に代わって問題解決したり、非難・叱責・懇願したり、行動の監視をすることは、結果的に依存問題を進行させる。しかし対応を変えるのは簡単ではない。

次に同じことが起きたらどうすればよいか、具体的な場面に即して考える。日常のコミュニケーション法を練習することが役に立つ。

9 重複障害への支援

統合失調症、双極性障害、発達障害、知的障害、摂食障害、過量服薬などの重複した問題がみられることも多い。

医療機関での適切な診断・治療とケース・マネジメントにもとづき、地域で連携して継続的な支援を。

10 社会復帰への支援

当事者・家族ともに、回復が安定するまで継続した支援が必要になる。

特に刑務所出所者は社会的排除を受けやすく、当事者だけでなく家族も含め、生活再建や社会生活への復帰にさまざまな困難が伴う。

当事者への生活扶助や就労支援、家族も含めた立ち直りを支援する地域づくりを。

●家族のアンケートより

ギャンブル 家族の困りごと

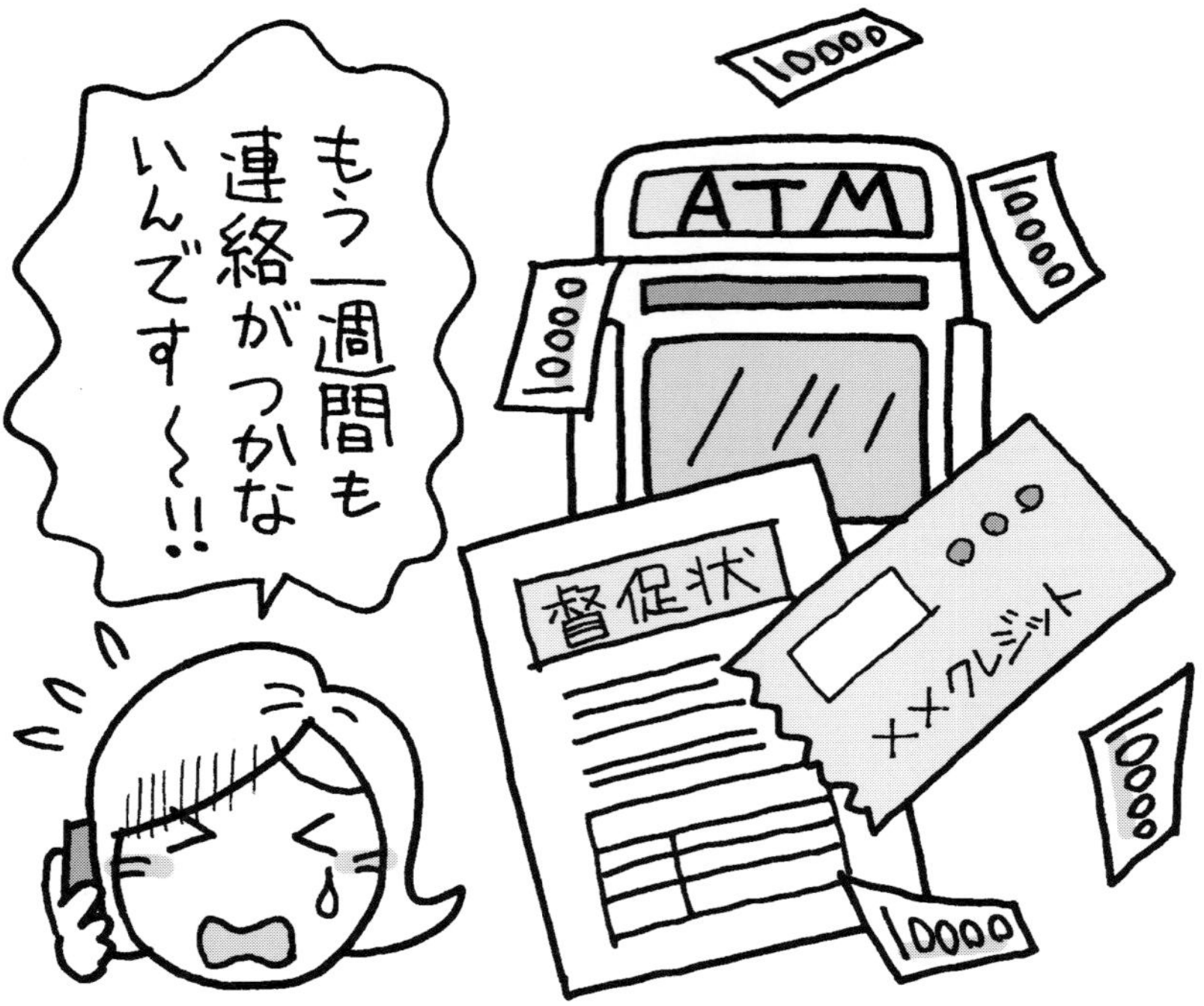

もう一週間も連絡がつかないんです〜〜!!
10000
ATM
督促状
××クレジット

借金／お金の無心／家の現金や物がなくなる

何が起きているのかわからない／うそ／攻撃性

生活費に困る／ローンの支払い

失踪・行方不明／自殺してないか

離婚／将来への不安

ギャンブル依存症

依存のタイプ	行為（プロセス）依存
依存対象	パチンコ・パチスロ・競馬・競輪・競艇・オートレース・宝くじ・toto・FX・カジノ など
社会的許容度	○
社会情勢	ギャンブル大国。駅前にパチンコ屋があり、公営競技はネット投票もできる。ただし、賭博への許容度はアルコールより低い。依存症に対しては病気ではなく性格や素行の問題との偏見がある。
当事者	若者〜中年が中心
現われる問題	**お金**の問題として現われることが多い 借金・多重債務・貧困・退学・横領・失踪・夜逃げ・失職
遭遇しやすい場面	司法書士・弁護士（債務整理・離婚・金銭がらみの犯罪）
相談者	配偶者・親
相談しやすいキャッチ	パチンコやギャンブルにまつわるお金の問題で困っていませんか？
地域連携に加わってほしい機関や分野	精神保健福祉センター・保健所・専門医療・自助グループ・家族会・回復施設・司法書士・弁護士・消費者センター・福祉事務所・児童相談所・一人親支援・警察・社会福祉協議会・地域包括支援センター・地域生活定着支援センターなど
関連する法律	●ギャンブル等依存症対策基本法 ／特定複合観光施設区域整備法【内閣官房】 ●刑法 賭博罪【法務省】 ●風俗営業等の規制及び業務の適正化等に関する法律（風営法）【警察庁】 ●競馬法【農水省】 ●自転車競技法／小型自動車競走法【経産省】 ●モーターボート競走法／特定複合観光施設区域の整備の推進に関する法律【国交省】 ●当せん金付証票法【総務省】 ●スポーツ振興投票の実施等に関する法律【文科省】

「アルコール・薬物・ギャンブル 家族が望む＜依存症支援＞に関する要望書」をもとに改変
2017年12月に4団体が厚生労働省に提出（ASK／全国薬物依存症者家族会連合会／ギャンブル依存症問題を考える会／全国ギャンブル依存症家族の会

ギャンブル 家族支援のツボ

ギャンブル依存症の場合、問題が表面化するきっかけはほとんどの場合、借金の発覚です。実際は、何度も借金返済を肩代わりした末に、いよいよ困り果てて相談につながる家族が少なくありません。

この借金問題をどう扱うかが、回復につなげられるか、病気をさらに進行させるかの分かれ道となります。

また、窃盗・詐欺などでの逮捕、家族に金を要求しての暴力、突然の失職なども起きる可能性があります。相談者が妻の場合は、離婚をめぐる悩みを抱えていることも。

家族は、こうしたさまざまな事態への対処ノウハウや、生活を守るための知恵を必要としています。

身体的な症状がないため、医療の役割は限定的で、主に次の二点に絞られます。

①依存症として診断し、病識を持たせたうえで、自助グループや回復施設につなぐ

②双極性障害など先行する疾患がないかの鑑別診断、重複障害（発達障害・軽度知的障害・うつ病・双極性障害・統合失調症など）の診断・治療と継続支援

前者では、医療は回復の場への橋渡しをするスポット的な関わり。医療を経由せず自助グループや施設につながるケースも少なくありません。

後者の場合には、生活支援や就労移行支援を含め、関係機関が連携しての継続的な関わりが必要となります。

では、相談機関での支援のポイントを挙げます

1 「家族に返済義務はない」

連帯保証人になっていない限り、家族に借金を返済する義務はないことを伝える。

特に親の場合、子どもの借金の不始末に責任をとらねばと考えがちなため、子どもの責任と親の責任を、はっきり分けることが不可欠。

借金整理にベストのタイミングは、当事者が回復の場につながってから。

家族や親族が借金返済を肩代わりすると、融資枠の拡大など「借りやすい状況」を作ってしまい、ギャンブルへの依存を悪化させてしまう。

※借金への対応は68ページを参照

2 「あなたのせいではない」

ギャンブル依存症は「病気」であることを説明する。

相談者が親の場合、依存症は「親の育て方の問題ではない」ことを、はっきり伝えることが大切。罪悪感をとりのぞくことで、親子の境界を明確にする。

相談者が配偶者の場合も同様。当事者が金銭を引き出す

目的で相手の落ち度を指摘していることも多いため、境界を明確にすることが大切。

3 自衛手段が必要と伝える

貯金を勝手に下された、家のお金を盗まれた、金目のものを持ち出された、保険を解約された……などの経験をして、不安と疑心暗鬼の中で暮らしている家族は多い。自衛手段をとる必要がある。

たとえば、暗証番号をこまめに変える、多額の現金や商品券を家に置かない、大切なものは貸金庫に入れるなど。

相談者が専業主婦の場合は就労の検討を。収入を得ることは生活を守るだけでなく、自尊心の回復にもつながる。

4 依存症への対応を伝える

依存症の進行に伴って家族が陥りがちな状況について説明する。心配・不安のあまり当事者に代わって問題解決しようとする、非難・叱責・懇願、行動を監視するなど。

こうした対応が結果的に病気を進行させてしまうことを伝え、どうすればよいか、具体的な場面に即して考える。

5 家族会・自助グループを紹介

ギャンブル依存症の家族と友人の自助グループ「ギャマノン」や各地に誕生している家族会には、経験にもとづくノウハウが集積されており、生活を守るための知恵や具体的な情報が得られる。

仲間の存在は、依存症への対応のモデルとなるだけでなく、家族が主体的に生きていくためのモデルにもなる。

6 その他の事態への対処

当事者の逮捕や失職、妻の離婚をめぐる悩みなど、さまざまな状況に応じ、弁護士や司法書士など専門職を活用するための情報を提供したり、公的扶助や就労支援などについて情報提供する。

暴力や虐待のリスクがある場合は、安全確保が第一。対処の原則を伝えた上で、必要に応じDV被害者の支援機関や児童相談所などと連携して対応する。

※逮捕については60ページ、離婚については58ページ、暴力への対応は56ページを参照

7 継続的なサポート

当事者を自助グループや回復施設につなげるため、家族による「介入」を支援する。

重複障害への継続的な支援が必要な場合、医療・行政・民間団体との連携をコーディネートする。

当事者が入院した場合も、退院後の受け入れ先について情報提供するなど、関係機関と連携して支援を行なう。

アルコール依存症は病気だと教えてほしかった。対応の仕方も。私の愚痴を聞いてくれる場所もほしかった。

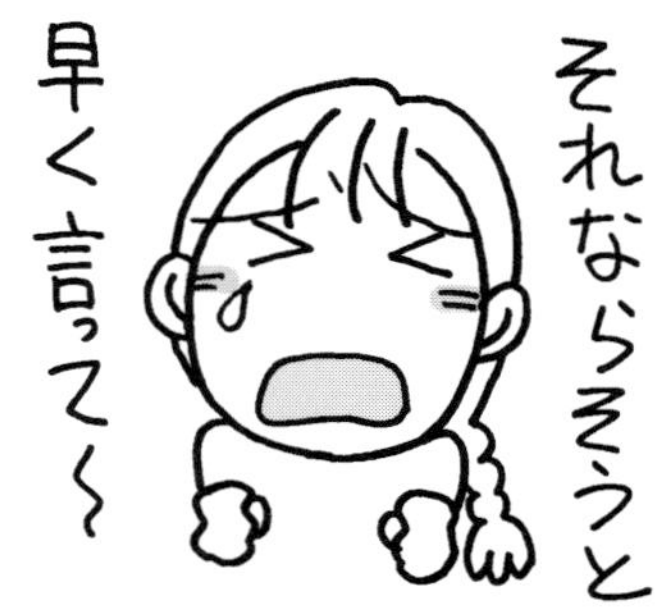

アル中の姿を見られるのではと、近所の目が気になり、嘘をついた。
「病気」なんて知らんかった！

酒をやめさせる方法と、**離婚した場合**どうやって生活していくか、情報がほしかった。

とにかく話を聞いてもらえる場所、人、疑問や悩みに答えてくれる場所、人がいたらいいと思います。

●家族のアンケートより

アルコール 家族がほしかった支援

何とか医療機関につなげたかった。

入院をお願いしたが、断わられた。これでは家族が先に死んでしまう。


飲んでいる夫を預かってくれる場所、**家族を泊めてくれる場所**がほしかった。

最初にかかる内科や心療内科等で、アルコール依存症の疑いがあるなら一言家族に伝えてほしい。


産業医にアルコール依存症と診断されたのに、会社の**上司は理解してくれない。**

アルコールの問題に早期の段階で気づけるようなプログラムがあったらよかった。

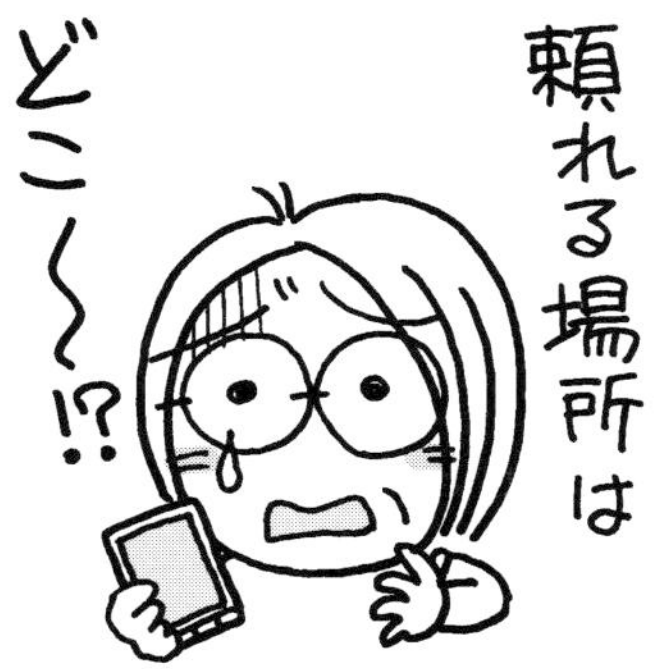

「親の愛情が足りない」等の言葉を言わずに、私の話、気持ちを聞いてくれるところがほしかった。

娘の処方薬・市販薬問題に関し、**急性期に対応してくれる病院、**断薬・減薬のできる入寮施設、具体的に回復につなげられる相談窓口がほしかった。

娘の覚せい剤で**関わった精神科・少年院・警察、**どこに行っても依存症という言葉はなかった。**まず「病気」と認識できたら**楽だったのに。

●家族のアンケートより

薬物 家族がほしかった支援

息子を預かってくれるところがほしかった。ダルクに相談しても、本人がやめたいと思ったら来てくださいと言われた。ナラノンは、責めることなく受け入れてくれ、安心感があった（しかし具体的な情報がない）。家族会では、**本人の状況に応じた**ダルクの情報も得ることができた。

簡単に睡眠薬を出してほしくなかった。何ヵ所からでも薬が出るシステムを変えてほしかった。医師には依存症のことを知ってもらい、適切な処置をとってほしかった。

ほしかったのは、**ギャンブル問題にくわしい司法書士**さんのリスト。

ギャンブル相談窓口の一覧。

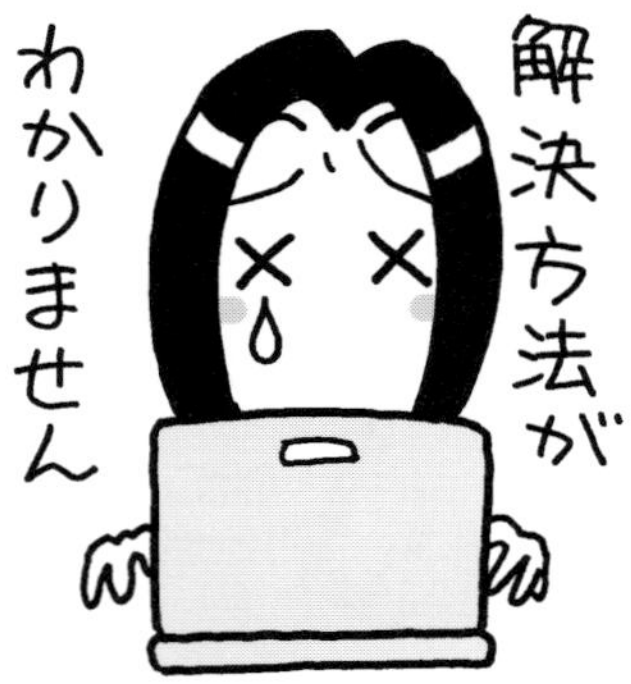

ギャンブルをやめさせる方法、**家族のほうを向いてくれる**ようにする方法が知りたかった。

息子が正気に戻る方法、**親としてできること**を教えてくれるところ。

ほしかった情報は、ギャマノンで得られた。

●家族のアンケートより

ギャンブル 家族がほしかった支援

借金の問題解決、
ギャンブルから抜け出る方法が知りたかった。

家族が一週間ぐらい滞在できる家があったらいいと思う。


支援機関を訪ねたことがあったが、なじめず、最終的にはギャマノンで支えられた。

ギャンブル依存症という一つの病気として、症状はこんなふうで、治療法はこうで、というように常識として扱う社会がほしかった。

回復者の就労支援があったらいい。

社会から締め出さないでほしい。

3章 ノウハウ

暴力・離婚・逮捕・借金
こんなときどうする!?

依存症の影響は、生活のさまざまな分野に及びます。

「当時、必要だった情報やサポートは?」家族のアンケートで目立った声をもとに、弁護士・司法書士・医師・ソーシャルワーカーなどが「こんなときどうしたらいい?」のノウハウを解説します。

離婚・別居

当時、離婚話を出してものらりくらりとかわされて、何とか離婚できる方法はないかと思っていた。その情報は結局、得られなかった。

別居はどういう方法でするのか、離婚はどうやってしたらいいのか、離婚後果たして生活していけるのか、パート勤めでどうしたら自立できるのか、ということが知りたかった。

将来の不安があり、お金の心配と離婚のことしか考えられなかった。
借金の相談や親権問題の相談ができるところがほしかった。

「離婚」ではなく「結婚の取り消し」ができないか、と思っていました。

知りたかったこと

借金

借金問題の解決法が知りたかった。

サラ金からこれ以上借りられないようにできないのか、知りたかった。

暴力

暴力を受けた家族が一時的に宿泊できる安全な場所がほしい。
インターネットで調べたが、自分の住んでいる地域にはなかった。
当事者の支援はもちろんだが、家族が一番疲れ、心が病んでいると思います。
まずは家族のサポートとして、ここに駆け込めば大丈夫という機関・施設がほしい。

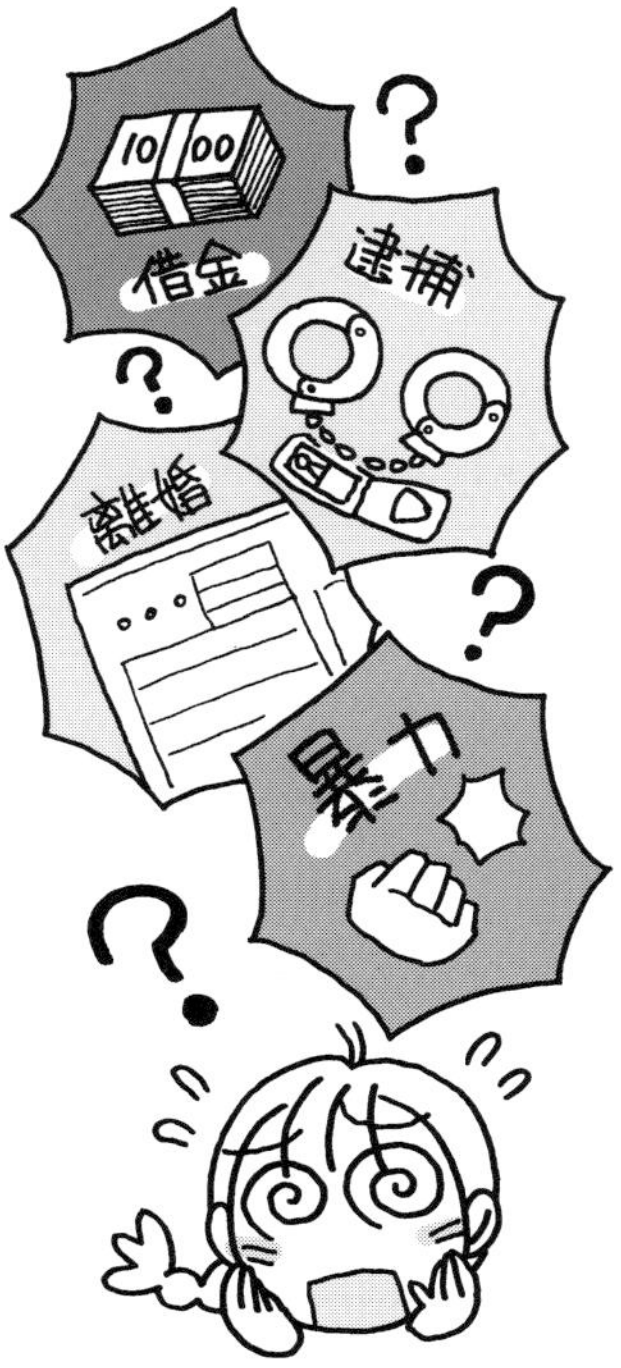

逮捕

裁判の判例や手続きのこと、弁護士に何を頼めるのか、などが知りたかった。
本人からの連絡だったので、逮捕後の居場所がわからず72時間すごした。
インターネットで調べまくり、情報を得た。

「薬物逮捕→拘置→再犯7割以上」が現実と、あとから知った。
初犯時に再犯率の高さをしっかり教えてあげてほしい。回復プログラムにつなげるのが当たり前になってほしい。

●アルコール・薬物・ギャンブル　家族のアンケートより

必要だったこと、

離脱症状

夫は内科入院中に脱走、そのまま家で幻覚が始まった。救急車を呼んだが、受け入れてくれる病院がなかった。

高齢者

郷里の母が亡くなり、一人暮らしになった父がおかしいと、親族から連絡があった。飛んでいくと部屋にお酒が転がっていた。私には仕事もあるし子どももいるので、どうしたらいいか途方に暮れた。

暴力！どうしたら？

近藤京子
（オンブレ・ジャパン代表）

暴力への基本的な対応

依存症が進行していくにつれ、暴力が起きる可能性は増えていきます。

暴力は、相手の尊厳を奪い力で支配しようとする行為であり、どんな状況であれ、正当化できるものではありません。暴力を振るう側は、「おまえがこうしたからこうなった」と、その原因がいかにも相手にあるように理由づけ、受ける側も「私があんなことしたからだ」と思いがちですが、暴力を受けて当然な理由など、存在しません。まずは、そのことを大前提として確認したうえで、暴力への基本的な対処をお伝えします。

①その場を離れる
②口論にのらない
③逃げる

①と②は、暴力の被害を未然または最小限に抑えるためのものです。依存症にからむ暴力には、次のようなパターンがあります。これらは重なりあっている場合もあります。

【依存を続行するための暴力】

依存が進行し、その人の中でアルコール、薬物、ギャンブルの優先順位が高くなっていくと、それだけ不可欠なものになっていくため、取り上げようとしたり、阻止しようとしたりすると、暴力に発展することがあります。

◎対応の例

・「飲んだ・飲まない」「使った・使わない」「行った・行かない」の話題を避ける。
・アルコール、薬物、ギャンブルをやめさせるための行動をするのではなく、治療を勧める、本人が飲んでいても放っておき、別の部屋で過ごす、など。

【罪悪感、焦燥感による暴力】

アルコール、薬物、ギャンブルの影響で物事がうまくいっていない、借金などに追いつめられている、離脱症状が出ている、などの場合。家族が追いつめられているときは、たいてい本人も追いつめられています。一触即発の状態になっていることも少なくありません。

◎対応の例

・大切な話ほど、空腹時、帰宅直後を避けるなどして、安全なタイミングを計る。

・暴言が始まるときのやりとりを振り返り、引き金となりやすい言葉や相手の態度を分析し、それを避ける工夫をする。

→「酒」「薬」「お金」の言葉をなるべく出さない。相手がにらんだり、動作が乱暴になったり、金銭を要求されたりしたら、物理的に距離を置く、など。

【物質の作用による暴力】

アルコールの酔い、薬物使用や離脱症状による幻覚、妄想などが背景にあり、激しくなりがちです。アルコールの場合、嫉妬妄想が起きることもあります。

◎対応の例

・刃物など人を傷つける可能性のあるものは、あらかじめ隠しておく。

・暴力が始まったら、（子どもを連れて）安全な場に逃げるか、警察を呼ぶ。

警察を呼ぶと大ごとになるのでは？とためらう人もいますが、身の安全が第一です。暴力が続けば続くほど、受ける側も振るう側もダメージを受けます。

そもそも暴力がある場合、近所の人も気づいていることが多いものです。逆に近隣の人に、あらかじめ「うちの人が暴れているようなときは、通報してください」と頼んでおく方法もあります。

また、いつでも逃げられるよう、預金通帳などの貴重品は、自分だけにわかる形でまとめておくとよいです。避難先は、実家、友人宅、二十四時間営業のファミリーレストラン、カラオケボックスなど、前もって候補を考えておいてください。

中・長期的に避難したい場合は、福祉事務所に相談し、母子宿泊施設やシェルターを紹介してもらうこともできます。

暴力を受けてしまったら

決して、自分のせいだと思わないでください。暴力は一〇〇パーセント振るった側に責任があります。一人で対処することが難しいケースが多く、精神的な後遺症が残ることもあるので、依存症やＤＶに詳しい支援者に相談し、リスクを減らすサポートを受けてください。また離婚を視野に入れている場合は、傷の写真を日付入りで撮る、病院の診断書をとるなど、証拠を残しておいてください。

依存症にからむ暴力の多くは、依存症の問題が収まれば、改善していきます。ただし「暴力」→「ハネムーン期」（俺が悪かった、愛していると言って仲直りをする、など）の連鎖があった場合は、繰り返される可能性があるので、ＤＶの問題として別個に扱うことが大切です。

暴力の種類

（内閣府男女共同参画局ウェブサイトより抜粋・編集）

●身体的暴力

叩く／蹴る／髪を引っ張る／腕をねじる／ものを投げつける／刃物で脅す、など

●精神的暴力、経済的暴力、性的暴力

大声を出す／命令口調でものを言う／人間関係や外出を制限する／電話や手紙を細かくチェックする／話しかけても無視する／大切にしているものを壊す／脅す／生活費を渡さない／性行為を強要する／避妊に協力しない、など

離婚したい！ どうしたら？

東 玲子
（弁護士・ASK監事）

ここでは離婚について考える材料としてごく大枠だけをお伝えします。くわしくは、実際の手続きの中で必要なことを調べてください。

どうやって離婚する？

離婚手続きには、三種類あります。

当事者同士が話し合う「協議離婚」の場合は、両当事者が署名捺印した離婚届を役所に提出すれば離婚成立です。離婚届には、未成年の子どもの親権者を定める欄もあり、離婚成立と同時に親権も決まることになります。

片方が離婚したくなかったり、子どもの親権・財産分与・慰謝料・養育費などで折り合いがつかず、家庭裁判所で調停委員を介して話し合うのが「調停離婚」です。調停が成立せず、裁判官に判断してもらうのが「裁判離婚」です。

なお財産分与は婚姻期間中に「夫婦で協力して築いた財産」を、多くの場合は二分の一ずつ分けます。預貯金はもちろん、家や土地、車、これまでに払い込んだ学資保険なども財産分与の対象になります。住宅ローンが残っている、結婚前に築いた資産や相続した財産など分与の対象外であることの立証が難しい、などなかなか決着がつかないケースも。

離婚が成立するまで時間がかかる場合は、生活費を確保するため、婚姻費用分担の請求をするとよいでしょう。

弁護士は何をする？

離婚の相談に応じ、調停や裁判に同行したり、書面を作成したりします。たとえば家裁の調停に親や友人は同席できませんが、弁護士が委任されていれば同席できますし、本人の代わりに出廷も可能です。

調停や裁判でなくても、離婚について考えたら、弁護士に相談することを勧めます。法律的観点からのアドバイスと、経験値からのアドバイスが得られます。

また、友人には話せないこと、親には心配をかけたくないので言えないことも、専門職には話しやすいと思います。

弁護士の選び方と費用

離婚手続きの中では、離婚原因、慰謝料、親権者としての適格性などが争点になることも少なくありません。人格レベルで責められることも出てくるので、とてもストレスがかかります。そういうとき、百パーセント自分の味方として寄り添ってくれる専門職がいることは大きな意味があります。

だからこそ「この人はとことん自分の味方になってくれる」と思える弁護士を選んでください。

「法テラス」の無料相談を活用してもいいし、初回相談を無料にしている弁護士事務所も多いです。実際に話してみて、依頼するかどうかを決めてください。

費用が全体でどのぐらいかかるかは、ケースによります。弁護士ごとに報酬規定を決めているので、事前に見せてもらい、見積書をもらうことが大切。着手金だけでなく、日当や成功報酬についても確認してください。

離婚する？　しない？

離婚しようか迷ったら、まず「これからの自分はどんなふうに生きていきたいのか？」を考えてみましょう。

子どもがいるから離婚できないとか、無職だから離婚できない、ということはありません。ひとり親家庭への支援など社会的な支援はたくさんあります。生活保護を受ける権利もあります。自治体により、生活保護世帯が受けられるサービス（就労支援や子どもの学習支援など）もあるので、活用したいところです。

現実としては、養育費がもらえても子どもの学費に苦労しているケースなど、経済的にはきついことが多いです。今までのライフスタイルを変えることになりますし、すべてを築き直す労力がいります。そうしたことをイメージしてみた上で、自分として何を選ぶかです。

「このまま一緒に暮らして私の心が死んでしまったら、生きている意味がない」と言った人もいます。

「今まで苦労してきたからこそ、最後まで離婚せずにがんばる」という人もいました。夫を見送ったことで、遺産相続のほか、要件を満たせば遺族年金も受給できます。なお、生命保険金は離婚とは関係なく、問題は保険契約上の受取人が誰になっているかです。

いずれにせよ大切なのは、誰かに引きずられるのではなく自分自身で選択することだと思います。経験上「子どものために自分だけ我慢すれば」という考え方には賛成できません。子どもが自責感を持ちながら育つことになるからです。

離婚するかどうかを弁護士とともに考えていく場合、これまでの生活歴、トラブルの概要などをメモにまとめておくとよいでしょう。資産の一覧表、診断書や写真・映像など証拠になる資料もあれば役立ちます。

なお離婚の準備として別居する場合、あとで荷物を取りに行くのは難しいことが多いので、季節はずれの衣類やアルバム類などをそーっと先にどこかに運び出しておくのがお勧めです。

逮捕！どうしたら？

髙橋洋平
（弁護士）

薬物使用、詐欺、窃盗、飲酒運転、酔っての暴行など、逮捕は依存症にともない起こり得る問題であり、これを回復のチャンスにすることが大切です。ここでは薬物事件の場合を中心に、逮捕から裁判・その後の流れ、家族に関係することなどについて説明します。なお詳細についてはケースごとに異なる場合があるので、担当の弁護人に確認してください。

逮捕の連絡

基本的には、本人が望まない限り、逮捕されても家族に連絡は行きません。逮捕の一報は、警察、弁護士、検察庁、裁判所とさまざまなところから来る可能性があります。弁護士の場合は「当番弁護士」であることが多いかもしれません。弁護士会が当番待機している弁護士を紹介する制度があり、逮捕時に本人が希望すると一回だけ無料で相談できます。

弁護士の手配

逮捕・勾留されたときや、裁判になる場合には、弁護士が必要になります。当番弁護士に私選弁護を依頼することもできるし、独自に探すこともできます。選ぶ際は、「依存症に詳しい」「支援につなげる方向性をもって対応できる」ことなどをポイントにしてください。

家族が弁護士を依頼しない場合でも、本人は「国選弁護人」をつけることができます（※）。なお、国選弁護人がついた場合でも、私選弁護人を依頼する（弁護士を変える）ことは可能です。

弁護費用には、弁護開始時の「着手金」と終了時の「報酬金」があります。参考までに、東京弁護士会の当番弁護士が私選弁護を受任する際の標準（個別事情により変動はあり得る）を紹介します。

・着手金二〇万円（被疑者段階）
・着手金三〇万円（起訴後から第一審判決まで）
・報酬金三〇万円（第一審判決時）
・その他交通費、謄写料などの実費

各弁護士、また事件の内容により、弁護費用は異なります。具体的な金額は弁護士によく確認してください。

※国選弁護人＝資力その他の事情により、弁護人を依頼できない場合に、裁判所が選任する弁護士。費用を本人負担とされることがあるが、国選弁護人に対して直接費用を払うことはない。

逮捕・勾留

逮捕されると、長くても七十二時間以内に勾留請求されるかどうかが決まります（※）。勾留が決まるまでの間は弁護士しか接見できません（差し入れは可能な場合もあるので警察署に確認を）。勾留は原則として十日ですが、十日延長されて二十日間となることが多いです。

本人が勾留された場合、家族は面会ができます。面会方法は以下を参考にして、警察署に確認してください。なお本人に「接見等禁止」がついている場合、弁護士以外は面会できません。

・面会が可能な時間は、おおむね平日八時半～十七時（受付時間に注意）。予約制の場合もある。身分証が必要。取調べや食事の間は面会できない。

・面会は一日一回、十五分程度（弁護士は制限なく接見が可能）。差し入れは受付で手続きを。生き物、食べ物、医薬品、化粧品、紐つきの衣服などは差入れできない。本人は署内で日用品を購入することもできるので、現金は可能。

起訴・保釈

通常、検察官が勾留請求をした日から起算して十日目（もしくは二十日目）に、起訴されるかどうかが決まります（日曜の場合はその前の金曜日に繰り上げ）。

起訴されると、本人は「被疑者」から「被告人」となり、順次、警察署から拘置所に移されます。拘置所でも面会や差し入れはできますが、警察署とは異なる制限があります。拘置所内または近くにある決められた売店で、日用品などを購入して差し入れることもできます。

また家族は「保釈」を申請することができます。これは判決までの間、お金を担保にして身柄を解放させる制度です。許可されると、自宅などの制限住居先から裁判所に出頭することになります。

保釈金の相場は、以下の通りです。

・初犯＝一五〇万円
・二回目の逮捕＝二〇〇万～二五〇万円
・三回目の逮捕＝二〇〇万～三〇〇万円

用立てが難しい場合は、保釈保証金を立て替えてくれる機関があるほか、保釈保証書を提出する場合があります（※）。

保釈申請では、「居住先」「引受人」が重要になります。一人暮らし先では難しく、家族の住む家で引き受ける方がスムーズですが、場合によっては回復施設や病院を制限住居とすることもあります。

詐欺、窃盗、飲酒運転による事故、暴行など被害者がいる事件の場合、示談や被害弁償はもちろん大切なことですが、保釈は本人を支援に結びつけるチャンスになることもあります。

申請にあたっては、判決の結果を想定しながら、今後、本人の生活をどう立て直していくか、家族としてどのように対応していくかを、事前に本人や弁護士とよく話し合うことをお勧めします。

その際、大切なのは、家族の希望だけを押しつけないことです。

たとえば、家族が「本人には保釈中に回復施設につながり、執行猶予になった後もそのままプログラムを続けてもらいたい」という強い希望を持ち、手紙や面

※逮捕されると、四十八時間以内に事件が検察庁に送られ、留置の必要があれば、検察官が二十四時間以内に裁判所に勾留請求をする。勾留の可否は裁判官が勾留質問をして判断する。また、そもそも逮捕されずに書類のみが検察庁に送られる「書類送検」もある。勾留されなかった場合も含め「在宅事件」と呼ばれ、在宅で起訴されるかどうかを待つことになる。

会でそれを一方的に伝えると、本人は嫌気がさしてしまいます。また、保釈中に再発防止策に取り組むことは、本人にとっても裁判で有利な情状になるという利点がありますが、裁判のためだけに無理な選択をしても結局は長続きしません。

弁護士としては、本人の拒否感を強めないように、まずはパンフレットなどを差し入れ、興味を持つよう促し、同じ経験のある回復者に面会してもらうなどして、正しい情報を伝えていく工夫をします。そうすることで、最初は拒否していた場合でも、本人がある程度納得したうえで、「回復施設に入所・通所する」「自助グループに通う」「クリニックに通院する」といった、その時点で実現性の高いプランを実施することができます。

裁判

通常、起訴から一、二ヵ月後に、審理のための第一回公判が開かれます。その一、二週間後に行なわれる第二回公判で判決を言い渡されます（※）。

第一回公判では、家族が「情状証人」になり、証言する機会があります。情状とは、本人の性格や境遇など、判決に有利に考慮される事情のことです。家族に情状証人をする義務はないですが、裁判において監督者として適任と見られるため、多くの弁護士は家族に依頼します。

情状証人に立つと、「本人を更生させます」と言わなければならないと思い、負担に感じ、できれば証人をやりたくないと思う家族は少なくないと思います。もし証人になることが難しい場合、上申書など書面を提出することもできます。

いずれにしても、自分ができること・できないことを、あらかじめ明確にしておくことが大切です。できる範囲で協力するというスタンスで、本人の回復に向けた基本的な方向性について弁護人とよく話し合い、確認していくとよいです。情状証人になると決めた場合、具体的な問答を考えるのは弁護人の役割でもあるので、一人で悩むことはありません。

たとえば、検察官から「本人は入院するとのことですが、親として直接面倒を見ないのですか」などと尋ねられても、家族としての葛藤を正直に伝え、「監督はするが、専門家の協力を受けながら対応していく。私も家族プログラムに参加する」と答えることもできます。

判決

覚せい剤事件で初犯の場合、懲役一年六月、執行猶予三年が判決の相場です。

執行猶予は、その期間内は刑の執行を猶予する（刑務所に入らなくて済む）制度です。何事もなくその期間を過ごせればよいですが、事件を起こした場合は執行猶予が取り消され、新たな事件の刑期も加わり、長期の懲役刑になります。

執行猶予判決を受けた場合は、身柄が勾留されていた人も、その日に釈放されます。保護観察がつく場合でも、特に生活や身分の制限はありませんが、住所を変える場合などは事前に保護観察所長の許可が必要になるほか、海外への旅行などは一定の制約が生じる場合もあります。また、個別的に特別厳守事項（たと

※日本保釈支援協会＝東京本部03・3663・6655、全国弁護士協同組合連合会・保釈保証書発行事業＝03・3580・0806
※一定の条件を満たす場合は、第一回期日において執行猶予判決が言い渡される「即決裁判」制度もある。

えば各種のプログラムに参加するなど）が設定されることもあります。

実刑になった場合は、そのまま警察署や拘置所に勾留されます。判決後、二週間は控訴期間のため未決扱いなので、面会も一日一回できます。

刑が確定されると、刑の執行が始まります。どの刑務所へ行くか決まるまで時間がかかることもあります。決まっても連絡は来ないので、家族は本人からの連絡などで居場所を知ることになります。なお、薬物事件の場合「刑の一部執行猶予」判決を受けることもあります（※）。

受刑

受刑中も、家族は面会や差し入れをすることができます。詳細は刑務所などにより異なるので、事前に確認するか待合室の掲示などで確認してください。

・面会時間は、おおむね平日八時半〜十七時（受付時間に注意）。一回に三人まで面会可。時間は三十分。決められた売店で購入した品や現金の差入れが可能。

・手紙は内容を検閲される。差出人の住所は刑務所のもので、封には印が押されているが、住所に「○○刑務所」の表記はない。家族が手紙を郵送する際も、「○○刑務所」と表記する必要はない。

仮釈放・出所

満期前に出所できる「仮釈放」の制度があります。仮釈放が認められるためには、本人の改悛の情に加えて、帰住先と身元引受人が決まっていなければなりません。本人が承諾なく家族を身元引受人にしてしまい、家族のもとに突然、保護観察官や保護司から連絡が入ることもあります。もし引き受けることができなければ、その旨を本人に伝えて断わることが大切です。ただし本人の行き場がなくならないように、回復施設など他の選択肢を提示することも大切です。

身元引受人になると、保護観察官や保護司が事前に連絡をしたり、訪問することがあります。また、引受人・家族の会などに参加すると、出所引受に際しての留意点などを聞くことができます。

仮釈放には保護観察がつくので、本人は出所後、定期的に保護観察官や保護司と会うことになります。薬物の場合は、保護観察所で薬物検査を含む再犯防止プログラムを受けることになります。

最後に。出所後は、本人も家族もすぐに日常生活を取り戻そうとしてバリバリ働くことを考えがちですが、社会復帰のプレッシャーは再発のリスクになります。回復施設の利用や自助グループへの参加など、回復への取り組みも含めた余裕ある社会復帰がプランニングできるとよいでしょう。また、家族も気軽に相談できる先を作っておくことが大切です。

本人が逮捕されると、家族もさまざまな問題への対応を迫られます。

弁護士は刑事手続場面のほかにも、借金、その他諸問題について相談に乗ることができます。ある時は優しく、ある時は厳しく、親身になって寄り添ってくれる「マイ弁護士」を見つけて、依存症の問題に立ち向かっていただければと思います。

※たとえば懲役二年六月のうち、六月の執行を二年間猶予（保護観察付）された場合、本人は二年受刑した後（仮釈放が認められるとその分早い段階で）釈放され、その後は、本人が設定した帰住先で保護観察を二年間（仮釈放の場合はそれも加えた期間）受け、保護観察のプログラムを受講することになる。

家で離脱症状！どうしたら？

松下幸生
（久里浜医療センター副院長）

小離脱と大離脱

アルコールや精神安定剤・鎮痛剤などを常用後、急に使用をやめると、さまざまな離脱症状が出ることがあります。

発汗、微熱、イライラ、不眠、手指の震え、吐き気や下痢……これらの症状は「小離脱（早期離脱症状）」とも呼ばれ、アルコールの場合、飲酒をやめて数時間後から出現します。不快な症状は飲むと収まるため、手の震えを止めようと酒を飲み、さらに依存が進むという悪循環にはまりがちです。

そのまま飲まずにいれば小離脱は二〜三日で収まります。ただし状況によっては、代わって「大離脱（震戦せん妄）」が襲ってきます。

全身の大きな震え（震戦）、幻覚をともなう軽い意識障害（せん妄）です。幻覚の種類はさまざまで、体中に小さな虫が這っているのが見えて必死でつまみ取ろうとしたり、誰かに追われていると思いこんで逃げようとしたり、仕事などで習慣となった動作を繰り返す、などがあります。今がいつで自分がどこにいるのかわからなくなる（見当識障害）こともしばしば起こります。

こんな姿を見た家族は大きなショックを受けますが、これも離脱の症状。通常は一週間ほどで引いていきます。

なぜこんな症状が？

アルコールや安定剤などには、脳の中枢神経の働きを抑える作用があります。

常用している時期が長く続くと、いつも脳に重石が乗っているのと同じことになり、この重石を支えるために神経の興奮を高めてバランスをとります。そこへ急に重石が取り除かれると、体中の神経が興奮・混乱状態に……。これが離脱症状の正体です。

大離脱が起きるかどうかは、直近一ヵ月間の状況が大きく関係するようです。アルコールの場合、毎日のように多量に飲み続けた、さらに、食事を普段の半分もとっていない、さらに、下痢・嘔吐などの消化器症状が強い、などのときは、大離脱が出現する可能性が高くなります。

専門医の診察を

離脱期には危険も伴います。誰かに追われていると思って外へ飛び出して事故にあったり、敵が攻めてくると思って包丁を振り回したり……。家族だけで対応するのは大変です。また、離脱症状だと思っていたら、他の危険な病気（ウェルニッケ脳炎、ペラグラなど）の兆候だったという場合もあるため、依存症の専門医療機関にかかることが必要です。

専門医療機関では、点滴で水分やビタミンBなどを補給したり、必要に応じ離脱症状をやわらげる薬剤を投与します。

専門病院の初診予約を待つ間に大離脱の症状が出てしまった場合は、精神科救急などを受診することを勧めます。

自宅でケアするときは

入院ではなく通院で治療を始める場合など、離脱期を自宅で過ごすときには、次のようなことを知っておくと役立ちます。安定剤などの離脱症状も、対応の基本はほぼ同じです。

①やがて落ち着く

離脱期には、家族中が夜も眠れず大変かもしれませんが、これがずっと続くわけではありません。一週間もすればたいてい落ち着きます。

②水分と栄養の補給

スポーツドリンクなどで脱水を予防しましょう。連続飲酒のあとはビタミンBが不足しています。ビタミン剤が処方されている場合はきちんと飲むこと。口にできるなら、おかゆや野菜スープも。

③一人にしない

必ず誰かがつきそって見守っていること。できれば複数でついているようにしましょう。家族が温かく、落ち着いた雰囲気の中で見守ることで、離脱の苦しみもかなりやわらぎます。

④けいれん発作に慌てない

お酒をやめて一～二日の間に、けいれん発作を起こす人も。いきなりバタンと倒れて身体が硬直し、次には全身がガタガタ震えます。一～二分で発作はしずまり、朦朧となったり、グーグー寝てしまう人もいます。一時間もすれば意識は元に戻るので、まず心配ありません。ただし一日のうちに何度もこの発作が起きるときは要注意。即、医師に連絡を。

⑤明るくしておく

幻覚が出ている場合は、夜間も照明をつけておくこと。暗闇は幻覚を誘発します。うとうとしていても途中で目覚めることが多いので、常夜灯などをつけておきましょう。

離脱期を乗り切ると、身体の調子がよくなり「もう大丈夫、あとは一人でやれる」という気持ちになりがち。でも、やっと依存から抜け出すスタートラインに立ったところです。一人では困難。ぜひとも専門医療や自助グループへ！

高齢者の飲酒問題 どうしたら?

小仲宏典
（新生会病院 医療福祉相談室）

早めの関わりを

高齢の場合、飲酒問題の進行が早く、体力・認知機能・生活機能も低下しやすくなります。そのため、転倒によるケガや、失禁、物忘れが多くなるのに加え、感情のコントロールがきかずに暴言・暴力も多くなる傾向があります。

ご家族やヘルパーさんなど周囲の人も巻き込まれて負担が大きくなりますし、本人の状況もどんどん悪化するので、放置せず早めに関わることが大切です。

入院治療でアルコールから離れ、生活を組み立て直すことで、予後は他の年齢層よりもむしろ良好です。当院の場合、認知症などで集団プログラムに適応できなかった患者さんでも、半数近くが断酒に成功しています。

どこに相談?

高齢者の飲酒に悩んだ場合、まずは保健所に相談してみるといいでしょう。介護サービスを受けている場合は、ケアマネジャーさんや地域包括支援センターに相談を。

ちなみに当院への相談は、二極化の傾向がみられます。

適切な相談先がわからず、あちこちを経由し時間がかかってやっとたどりついたケースでは、ご家族が疲れ切っています。こちらのペースで話を進めてしまうと「できない」「やれない」「無理」となりがちなので、まずはこれまでの大変さに耳を傾け、先の見通しをシンプルにお伝えすることから始めます。

一方、ご家族がインターネットで検索するなどして、比較的早期につながったケースでは、ある程度の知識も得ていることが多く、治療を説得する方法などの話にスムーズに入ることができます。

今後さらに情報が広まり、早期介入が進むことを期待します。

どう対応する?

介護場面で考えてみましょう。

ヘルパーさんやケアマネさんは、仕事熱心な人ほどイネイブラーになるリスクがあります。とはいえ「酔いつぶれて失禁した後始末をするな」というのは現実的ではありません。ヘルパーさんにしてみれば、まさにそれが仕事ですから。そこで、失禁の始末をしたことをご本人にどう伝えるか、それを介入の材料としてどう生かすか、考えていただきます。

ご家族の場合も同じです。高齢者では「世話焼きをやめる」のは現実的ではないので、さまざまなことを自動的に処理してしまうのではなく、チャンスにすることを考えます。

「酒をやめるために入院」という言い方は抵抗を招きやすいので要注意です。「失禁が続いていて心配なので、一度病院で相談してみましょう」「先生と一回話してみたら」のように声をかけます。

入院から地域へ

当院の場合、認知機能が落ちている患者さんの場合は、入院中も個別の関わりが中心です。中でも重要なのが、退院後の生活支援計画作り。

退院後は、同居家族の有無にかかわらず、介護・保健・福祉・かかりつけ医など地域のネットワークで見守ることが欠かせません。

家族も支援者も、やめていることを肯定するような声かけを。「飲んだらダメだよ」では監視するような調子になってしまうので、「今日も飲まずにいられたね」「元気になってくれてうれしい」のような伝え方を心がけましょう。認知がしっかりしている場合は、気持ちを伝える手紙を書くのも断酒の励みになります。

認知機能が低下している方の場合、病識にこだわらないことがポイントです。家族にしてみれば、入院までしたのにまだ平気な顔で「飲む」と言ったりすると「アルコール依存症」であることを説得してわからせたくなりますが、感情を逆なでして逆効果になりかねません。

モチベーションより環境調整がカギ。身の回りにお酒が存在しない安全な生活を組み立てる工夫をしてください。飲みたいと言っても「はい、麦茶」のように受け流せばすんでしまうことがほとんどです。

離れて暮らすご家族へ

郷里で暮らす高齢の親の飲酒問題が心配、というケースが年々増えています。

離れて暮らすご家族の場合、相談先は飲酒問題がある方が住んでいる地域の保健所あるいは地域包括支援センターがよいでしょう。

そばにいない分、状況がよくわからず歯がゆいかもしれませんが、実は離れて住んでいるからこそ、強力なサポーターにもなれるのです。

長年一緒にいると、どうしても飲酒問題に巻き込まれて疲弊していきます。離れている家族は、客観的に事態を理解しここぞというときの対応が可能です。久しぶりに目にした親の状態に「心配だ」という気持ちを自然に伝えることもできます。離れて暮らしていることを、ぜひプラスに活用してください。

借金発覚！どうしたら？

安藤宣行
（司法書士・カウンセラー）

慌てて動かない

ギャンブラーの借金が発覚したとき、ご家族の皆さんが動揺するのは当然のことです。二度目以降の借金発覚となると「もうやらないはずのギャンブルをまたやった」ことの発覚でもあり、ダブルパンチの衝撃を受けるものと思います。「何とかしないと！」と、はやる気持ちに押しつぶされそうかもしれませんが、借金に関してはご家族が慌てて対応すべきではありません。

ギャンブラー本人の借金は、本人が司法書士や弁護士の手を借りながら、自らの責任で解決すべきです。ただ、それとは別にご家族の立場として、自らの生活にどのような影響が及ぶのか（及ばないのか）を理解しておくことも重要です。

回復のチャンス

もし借金が発覚していなかったら、どうなっていたでしょう。ギャンブルへののめりこみがさらに悪化して、もっと大変な事態になっていたかもしれません。

また、借金発覚時は本人が周囲の言葉を比較的受け入れやすいタイミングでもあります。ですからむしろ、回復のための社会資源に（再び）つながるチャンスが訪れたものと考えてみてはいかがでしょうか。

尻ぬぐいをしない

本人の借金返済に、ご家族が経済的な協力をすることは原則的に避けるべきです。もしご家族が借金を尻ぬぐいして貸付会社に返済するとどうなるでしょう。

お金に色はついておりませんので、尻ぬぐいした分だけ本人に対する貸付会社の信用は上がります。上客として、より借り入れしやすい環境になりますし、何より返済した分だけカードの利用額に余裕が生まれますので、契約上も借り入れしやすくなります。

たとえカードを破棄しても、本人が手続きをとれば再発行は簡単です。ご家族がいくら頑張っても、借金するための知識は本人に敵いません。

　こうして、借金の尻ぬぐいはギャンブル問題を進行させて本人のためにならないし、家族もお金を失うだけ、つまり誰も得をしないのです。

オレオレ詐欺？

　それでも、どうしても尻ぬぐいしてしまいたくなるのは何故でしょう。

　借金を知ったことにより不安感・罪悪感・恐怖感・ドキドキ・モヤモヤ・ゾワゾワなどの心身の不快感にとらわれることで、そこから解放されるべく、つい尻ぬぐいしてしまうのです。

　実はこのようすは、オレオレ詐欺の被害者にそっくりです。「あれ？」と感じつつも、直面しているこの不快感から解放されたくてお金を渡してしまうのです。そして、ホッとして冷静になったときに「やられた！」と気づくわけです。

　このような不快感から即行動しなくてすむための対処方法を身につけることこそが、今後ご家族が向き合うべき課題の一つです。

　対処方法が少しずつでも身につけば、本人が生み出す借金その他の問題に巻き込まれることが減っていくはずです。

債務整理とは

　本人が司法書士や弁護士に債務整理を依頼した場合、主に次の三つの方法が想定されます。

①「任意整理」
各債権者との交渉の結果、利息のカットや月々の支払額の減額などが成立することで借金の負担が軽減される。

②「個人再生」
裁判所への申立により、全債権者の借金総額に対して一〇〇万円以上を分割払いする内容の再生計画が承認されたうえで、計画に基づき分割弁済を終えることで借金の残額をカットしてもらう。

③「自己破産」
裁判所への申立により、裁判所から免責の許可を得ることで、全ての借金の支払いを免除してもらう（なお、ギャンブルによる借金の場合は免責が許可されない可能性もあります）

尻ぬぐいとどこが違う？

　借金の解決だけなら尻ぬぐいでも同じではないか？　と思われるかもしれませんが、債務整理の場合、次のとおりギャンブル依存に対しても良い効果が期待できます。

　まず、債務整理を始めることによって通常は新たな借金ができなくなる（いわゆるブラック状態になる）ので、環境的にギャンブルをやりにくくなります。

　また、債務整理を進める中で専門家とともに過去生活に必然的に向き合うことにもなりますので、自分の問題を客観的にとらえるチャンスにもなります。

　さらには、何度もスリップ（※）し、何度も尻ぬぐいしてもらって本人が完全に自信喪失してしまっている場合、自分の力で借金問題を解決する体験は自己効力感を取り戻すことにもなります。この成功体験は、ギャンブル依存から回復す

※スリップ＝依存の行動が再発すること。ここでは、再びギャンブルをすること。

るための社会資源につながり続けるうえでの動機づけにもなり得ます。

以上をふまえて尻拭いと債務整理を比較すると、次のようになります。

「借金問題が臭ってくるたびに、いちいち家族が豪華なフタを買ってきては臭いを閉じ込めてしまうのが尻ぬぐい。本人が専門家の手を借りながら自分の力で臭いの元を処理していくのが債務整理」

リスク検討は不可欠

ギャンブル依存症者の場合、債務整理を始めるにあたって壁が立ちはだかる場合があります。

「本人が失業中で任意整理や個人再生で分割弁済するだけの収入がなく、かといって、もっぱらギャンブルで借金しているため自己破産で免責が認められる確証もなく、そもそも専門家に依頼したり裁判所に支払う費用さえ準備できない」というケースも少なくないのです。

このようなときは、やむを得ませんのでひとまず借金の支払いは放置しておき、回復の過程で就職できたあとに収入の中から費用を積み立てつつ債務整理に着手することも検討します。実際、最初の相談から債務整理の着手まで数年を要するケースも珍しくありません。

支払いを放置している間に貸付会社が法的手続きをとることで財産が差し押さえられるというリスクもありますので、リスク検討は不可欠です。差し押さえられるべき財産そのものが存在しないことも少なくはないのですが……。

いずれにせよ、いったん早めに専門家に相談し、どんなリスクがあるかを知った上で今後の見通しを立てることをおすすめします。

共倒れしないために

借金を解決できるか否かは本人次第ですし、ギャンブル依存からの回復に関しても同様です。そこでご家族がまず優先すべきは、共倒れを避けることです。ご家族が潰れてしまっては本人を助けることなど叶いません。

専業主婦で収入がない場合、まずは就職を検討すべきでしょう。就職が難しいならひとまず実家の親を頼ることができるか、仮に離婚したとして生活保護を利用できるかなど、自分が生きていくための資源を整理しておく必要があります。

本人が職場のお金に手を付けて突然クビになることなど珍しくありません。それでも自分が生きていくためにはどのような方法があるのか、選択肢を少しでも広げておくことです。

これは余談かもしれませんが――。

我々専門家は借金を過剰に恐れる必要はないことを知っていますが、一般の方にとって何より大きなリスクは、借金を過剰に苦にして、自殺してしまうことです。解決方法は必ずありますので、きちんと専門家に相談してください。

債務整理とギャンブル問題に精通している専門家がどれほどいるかという、我々の側の大きな課題もありますが、認識を広めるべく取り組んでいきたいと思います。

4章

家族の回復のために援助者ができること

依存症という病気や家族の対応について、援助の場でどう伝える？家族が自分の人生を取り戻すための支援とは？

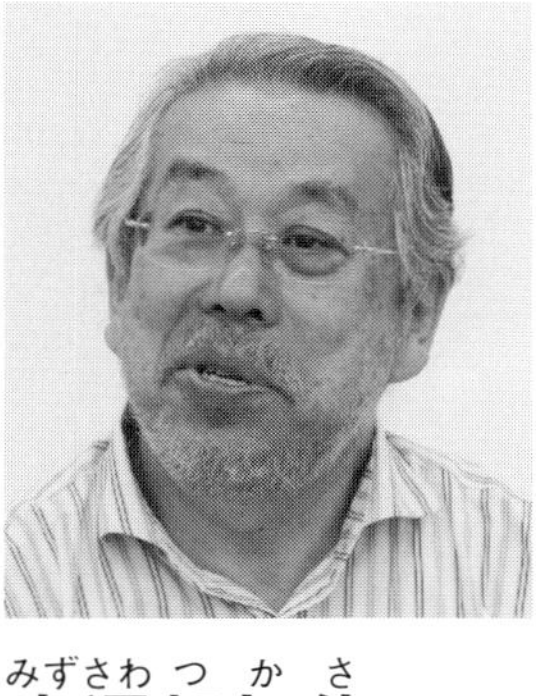

水澤都加佐《みずさわつかさ》

（アスク・ヒューマン・ケア研修相談センター所長
カウンセリングオフィスＨＲＩ所長）

「私の話を聞いてほしかった」

――今回、アルコール・薬物・ギャンブルの依存症家族にアンケートをとったのですが、「問題が発覚した当時、ほしかったサポート」の設問で「私の話を聞いてほしかった」という声が目立ちました（2章を参照）。相談機関や治療機関では、そんなに話を聞いてくれないのかな？　と少し意外でした。

援助者の側からすれば、「あれだけ時間をとって家族の話を聞いているのに」と思うかもしれませんね。でも、問題は別のところにあるのだと思います。

たとえば家族が「夫がまた飲んでしまったんです！」「あの子がこの頃、帰ってこないことがあるんです。また薬を使っていたらどうしよう」のように話したとき、援助者がやりがちなのが、こういう返し方です。

「さあ落ち着いて。慌てて巻きこまれてはダメですよ」「お母さん、手を放せって言いましたよね」

不安、悲しみ、怒りなど感情の表出を途中でさえぎってしまうことになります。

実を言うとこれは日常でも非常によくある反応です。たとえば悲嘆にくれている人に向かって「いつまでも泣いていないで、前向きにならないと」「時間がたてば忘れるよ」「あの人だって、もっとつらい思いから立ち直ったよ」と言ったりします。他人のネガティブな話を早めに打ち切らせようとする心理が働くのです。

援助者は、こうした反応をしないようにするだけでなく、相手の言葉から感情を汲み取ったり、感情に焦点をあてることが大切です。

――たとえばどんなふうに？

「ご主人、また飲んでしまったんですか……。それは残念でしたね……」と言ってみるのはどうでしょう。

家族は、わかってもらえたと感じるかもしれないし、「残念っていうより、もう、悔しくてたまりません！」とか、「いい加減、嫌になりました」のように感情を言葉にするかもしれません。

もうひとつの例も同じことです。

「お子さんが帰ってこない……お母さん、心配なんですね」のように言ってみます。

話を聞いてほしかった、というのは、「もっと私の気持ちを聞いてほしかった」「私の側に立って、私の気持ちに寄り添ってほしかった」ということだと思います。

その人の感じ方や行動を否定せず、その人の思いとともに歩く。そこからスタートしてこそ、助言や提案も相手の耳に届くのです。

——気持ちを受けとめた上で、次の段階は？

状況によりますね。大事なのは援助者がどうしたいかではなくて、家族が今何に困っていて、何を求めているかです。

ですから「イネイブリングをやめる」「あなたは共依存です」「手を放しなさい」といった一般論で片付けないこと。こうした「専門用語」の三点セットを使っていれば援助ができる、などと思ってはいけません。

家族の状況をアセスメントして、たとえば暴力のリスクが高い場合は安全性の確保が最優先になりますし、子どもがいる家庭であれば虐待や面前ＤＶが起きていないかの確認も必要です。他にどんな問題が起きているか、家族が今最も困っていることは何かを聴き取った上で、客観的な緊急性と、家族にとっての重要性で、優先順位をつけます。

その上で、具体的な場面の中で家族が実際にできそうな方法を、一緒に考えていくのです。

——何か例を挙げてもらえますか。

たとえばこんな場面を考えてみましょう。

アルコール依存症の夫が、酔って暴れて居間のガラスを壊したとします。それを妻が片付けるのはイネイブリングでしょうか？

同じ行動でも、意味が違う

妻が片付けてしまうと夫は結果に直面せずにすんでしまいます。ですから教科書的には、片付けるのはイネイブリングということになり「酔いがさめるまでそのままにしておいて、本人に片付けさせなさい」ということになります。

けれど家族にとっても、居間に飛び散ったガラスをそのままにしておくのは不便だし、危険です。ましてや小さな子どもがいたら、放っておけないでしょう。それを「片付けてしまうあなたはイネイブラーです」と責められたら、妻は困ってしまいます。

家族が自分自身の安全や尊厳を守るための行動は、イネイブリングではありません。

この状況で依存症者に対して家族ができるのは、酔いがさめてから「昨晩あなたが壊したガラスを、私が片付けました」「ガラスを片付けながら、とても悲しい気持ちになりました」など、事実と気持ちを相手に伝えることです。

一方、ギャンブルまたは薬物依存の息子が、金を出せと暴れて自分の部屋のガラスを割ったとします。片付けなくても家族は困らないなら、家族がわざわざ片づける必要はないでしょう。

逆に言えば、家族自身が困るからではなく「相手の機嫌をよくするために片付ける」「相手が困らないために片付ける」のだとしたら、それはイネイブリングということになります。

同じ行動でも、どんな状況で何のためにやるのかによって、意味は違ってきます。ですから「イネイブリングだからダメ」なのではなく、目的に照らして考えればよいのです。本人が回復するチャンスを作ること、家族が自分自身の安全や尊厳を守ること、です。

——だとしたら、イネイブリング・共依存・手放すといった言葉は、そもそも必要ない?

そんなことはありません。

こうした概念は、依存症という病気が家族など周囲を巻きこんでいく「巧妙なからくり」に気づくための言葉です。

よかれと思ってやった行動が、本人を助けるのではなく病気の進行を助ける結果になってしまう……。そのことに気づかないと、これまでの対応を変えていくことができません。

新しい対応法は、世間一般の価値観とはぶつかる場合がしばしばです。イネイブリングをやめたことで、「気がきかない妻」「無責任な親」のように非難されることがあるかもしれません。

その中で行動を貫くには、新しい価値基準にもとづく言葉が必要なのです。

家族の苦しさの違い?

——今回のアンケートでは、同じ依存症家族でも「アルコール」「薬物」「ギャンブル」で、違いがくっきり出ました。

そうですか。どう違いました?

——比べていいものかわかりませんが、全体的な傾向として、アルコール依存症者の妻の疲弊度・消耗度が目立つような気がしたのですが……。

なるほど。その背景には、アルコールによる問題の日常性があると思います。

毎日のように飲みすぎたり、酒の問題でしばしば言い争いになったり、暴言・暴力が起きたり、週末のたびに連続飲酒になったり、週の初めになると体調が悪いと言って欠勤したり……そういう状態が、少しずつ進行しながら何年、何十年と続くわけです。

家族はいつも不安、いつもイライラ、いつも恐怖ということになります。

依存症は「慢性自殺」と言われることがありますが、特にアルコールの場合は、進行の緩慢さが、家族にとってもじわじわと首を絞められるような慢性的な苦しさをもたらす面があります。

しかも外からは、その苦しみが見えにくい。

飲酒は社会的に許容されていて、多少のことは「酒ぐらい」と問題にされないことがしばしばです。ましてや本人が仕事上は有能だったり周囲から評価を受けている「高機能アルコール依存症」の場合は、とりわけ家族のつらさが周囲に理解されにくくなります。

――薬物やギャンブルの家族の場合は？

薬物依存症の場合は、アルコールよりも早期に破綻しやすいのが特徴です。破綻の典型例は違法薬物による逮捕でしょう。

処方薬や市販薬依存でも、若年が中心で重複障害が多いこともあり、進行は早く、大量服薬や酔っての事故なども起こります。

薬物の種類によっては命にかかわるような急激な身体症状を起こすこともあります。金銭的にも破綻しやすく、家族に対する暴言・暴力もしばしば起こります。

おのずと、家族にとってのつらさの中身はアルコールとは違ってくるでしょう。

犯罪にまつわるスティグマ、つまり世間に顔向けできないといった思いは家族を苦しめますし、突発的な事態が相次ぐことへの不安や恐怖感も強いでしょう。何がどうなっているのか、次にどうなるのかわからない中で、次々と対応しなければならないのです。

ギャンブルも、緩慢な進行のアルコールと違って、借金によって「ドカン」と表面化します。職場の金を使い込んだなど金銭がらみのトラブルも頻発しやすく、警察沙汰や、突然の失職、失踪なども起こります。

こうした危機にどう対応するのか、家族の生活をどうやって守るのか、次の「ドカン」に備えて何をどう準備しておくのか、などがカギになるわけですね。

このように、問題の表面化のしかたと、問題の性質、問題が進行する年月などによって、家族の苦しさの中身も、核心となるニーズも違ってきます。

もちろん個々の家族が置かれた状況は異なるので、これはあくまで全体として見た話です。

親の罪悪感をどうするか

——同じ家族でも、配偶者の立場と、親の立場では、違いがありますか？

親の場合、「罪悪感」がネックになりますね。特に母親は「自分の育て方のせいで、子どもがこうなったのだ」という自責感をもちやすく、周囲からもそのように責められることがしばしばあります。

——子どもが事件を起こすと、親がいろいろ言われますよね。俳優や有名人など、まさに公開バッシング……。

日本の家族制度や文化の中では、子どもの責任と親の責任とが混然一体となりやすいのです。境界の問題を生みやすい土壌なんですね。アメリカでも、一家心中事件を起こすのは日系人がほとんどなんですよ。

けれど、親と子どもは別の人間で、それぞれ別の人生を生きています。生物学的な親子関係は死ぬまで続きますが、「親業」には時間的リミットがあります。

成人した子どもの行動の責任を、親が負うことはできません。また、親が成人した子どもに対してできることは、限られています。親が時間的なリミットを超えて関わり続けると、問題解決のチャンスを逃します。

高齢の親御さんに「今のままで、あなたがいなくなったらお子さんはどうなりますか」と聞くと「それが心配で死ねません！」という答えが返ってきたりします。この状況で、「関わるのをやめなさい」「手を放しなさい」と言ってもなかなか難しいですね。

そこで私の場合は「しめくくりとして、最後の親業をやりませんか？」とお話しします。子どもの人生を、子どもに返すのです。

具体的な方法は状況によってさまざまでしょう。手出し口出しをやめ、子どもとの間にしっかりと境界を引くことが有効かもしれない。

あるいは、子どもが今後、問題を抱えながらも地域の中に生活のベースを作っていかれるよう、問題をオープンにして支援を求めることが必要かもしれません。

「病気」と「人」を分ける

——「イネイブリング」「境界」などのほかに、依存症の家族が理解しておくべきことは？

依存の対象が何であっても、家族がまず理解すべきことは共通です。それは「病気」という概念です。

その人自身が問題なのではなくて、「病気」が問題なのです。けれど、しばしば両者が混然一体となって、分けるのが難しくなってしまいます。

実感として理解してもらうため、こんなふうに話すことがあります。

依存症者をAさん、依存症という病気をBとしましょう。Bは、Aさんのワイシャツのポケットにするっと入り込んで、いつの間にか乗っ取りを進めてきました。でも家族はそのことに気づかずに、Aさんと戦ってきたのです。「どうしてまた○○なの！」と。

そうやって家族とAさんとが互いに攻撃し、傷つけあっている間に、Bがまんまとのさばったのです。

Bの正体を認識できれば、Aさんと家族が一緒にBと闘うこともできます。

「依存症は病気」と言われても、なかなかピンと来ないことも多いですよね。病気の人にかける言葉は？　と考えてみるといいのです。

風邪をこじらせて具合が悪そうな人に医者へ行くようすすめるとき、どんなふうに言いますか？

糖尿病の人に栄養や運動についてアドバイスしたいとき、どうやって声をかけますか？

がんの再発を繰り返す人に、どのような声かけをしますか？

「またなの！　どうしてよ！　いったい何度言ったらわかるの！」と言うでしょうか？

依存症の人に対しては？

心配だから一度病院に行って診てもらってほしい――そんなふうに気持ちを伝えられるといいですね。

病気であることを理解すると、口調は自然と変わっていきます。すると関係が変わり、治療や自助グループをすすめる言葉も相手の心に届きやすくなります。

家族が自分の人生を取り戻す

――アンケートの中には、「あなたが変われば、ご主人も変わる」と言われたが、私の目を盗んで飲み続ける夫を見ていると、どうしても変われない自分がいる――などの声もありました。


たしかに、無理もないですね。

私はよく、家族に向けてこんな質問をします。

「夫がお酒をやめました。あなたは、どんな気持ちになるでしょう？」

（これでやっと安心できる……）

「また飲んだら？」

（ガックリします）

「もう一度がんばってお酒をやめたら？」

（よかった。何とか続いてほしい……）

「また飲んだら？」

（ああ、やっぱりダメだった……）

　こんなふうに、家族の安心や幸せが、依存症者の状態によって左右されてしまうわけですね。本当にそれでいいのでしょうか。

「あなたの幸せ、あなたの人生すべてが、あの人の飲酒に委ねられているのをどう思いますか？」


――そう聞かれると、すぐには答えられないかも……。


　それでいいのです。この質問は、心の焦点を「あの人」から「自分自身」へと移すためのものです。

　依存症者の配偶者でも、親でも同じこと。先ほど親御さんの話の中で「子どもの人生を子どもに返す」と言いましたが、依存症者本人に「人生を返す」ためには、家族も「自分の人生」を生きていることが必要です。

　それにはまず、アンテナを自分に向けること。たとえば、今日の夕食に何を食べたいか、考えてみます。夫が食べたいものではなく、子どもの好物でもなく、自分が好きなものは？……何年もそんなこと意識していなかった、という人も多いのです。

　自分が必要なもの、自分がほしいもの、自分が望んでいることを、言葉にしてみましょう。「あの人が○○してくれたらいいのに」と言う代わりに、「私は安心して暮らしたい」「私はゆっくり休みたい」あるいは「私はこんな生活、もうイヤだ！」でもいいのです。

　自分の感情にも目を向けてみましょう。不満も、怒りも、悲しみも、不安も、恐れも、押し隠さなくていいのです。それを表現できる安全な場所（自助グループや、支援の場）を見つけてください。

　家族の回復プロセスは、次のような四段階で説明できます。


【1】あの人のために自分はがんばる。

【2】自分の課題に取り組もうとする。

【3】自分の問題とあの人の問題との間に境界を引けるようになる。

【4】これまでの経験を糧として、新しい生き方を育てていく。自分の人生を楽しむ。自分の可能性を発見する。自分の経験をほかの家族に伝えていく。


　このプロセスは、本人の回復とは必ずしも連動しません。依存症者の状態にかかわらず、家族の回復は可能ですし、家族が幸せになるために必要です。

　家族が自分自身の人生を取り戻すことは、依存症者にとっても回復の後押しになります。

5章

重複障害・自傷…複雑な問題を抱えた家族への支援

対応が難しいケースでの支援目標の立て方とは？

「自立させる」「距離を縮めて甘えさせる」……方向性を決めるカギは？

※ここで紹介しているケースは、プライバシー配慮のため詳細を変えています

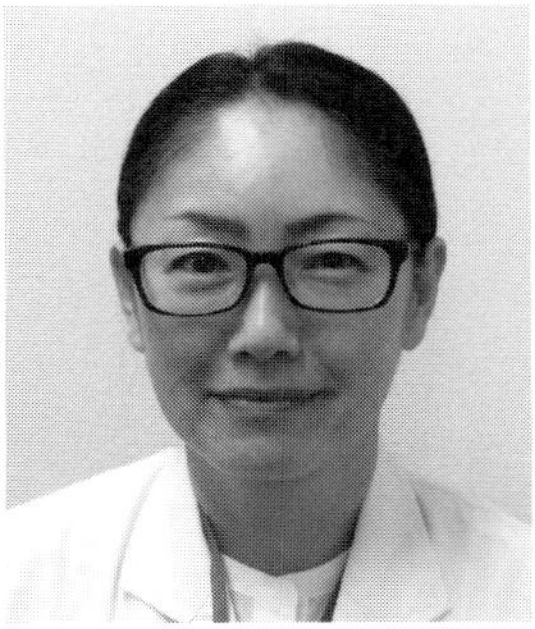

近藤あゆみ

（国立精神・神経医療研究センター精神保健研究所　薬物依存研究部診断治療開発研究室長）

家族は説明することすら難しい

――家族に大変な状況が続くとき、アルコール・薬物・ギャンブルだけの問題ではないパターンもあるように感じます。次々問題を起こしたり、入院を繰り返したりと、家族が巻き込まれざるを得ないような状況というか……。

確かにそういうケースは少なくないですね。

依存症に加えて、統合失調症、双極性障害、発達障害などの重複障害を抱えていたり、リストカットなどの自傷行為があったり。また女性のケースは状況が複雑で、家族支援が長く困難なものになることが多いように感じます。

依存症とその他の問題の関係性については、二つのパターンがあると思います。

一つは、依存症になる前から何らかの障害や心理的問題があって、それらへの対処行動として依存の問題が出てきているパターン。特に処方薬の場合は、薬との出合いが医療機関であることが多いので、その傾向が強いと思います。

もう一つは、薬物使用の影響で、後遺症として精神症状が出てくるなど、依存症とその他の問題が併行して進むパターンです。

いずれにしても、依存の問題と併存するその他の問題は、相互に影響しあいます。依存の問題が落ち着いてきても、もうひとつの問題が手つかずであれば、それがまた依存のリスクを高めてしまうのです。そのため一進一退を繰り返し、遅々として治療が進まず、それどころか悪化していくという状況も起きてしまいます。

――こうしたケースでは、本人との関係もかなりこじれていて、家族も疲弊し、本人に治療を勧めるどころではない場合もあります。

その通りです。

しかもこうしたケースでは、ご家族が相談に来られても、方向性を見立てて共有できるようになるまで、時間がかかることが少なくありません。家族は疲弊し混乱しているうえに、状況が複雑すぎて、何から話したらいいかわからない状態にあるのです。

家族教室などグループのみの支援では、こういうケースはなかなか見えてきません。グループに来なくなってしまったり、来ていてもなかなか変わらない家族の中には、こうした状況にある人が少なからずいると思います。つまり、家族の状況や能力を見立てることができずそれに沿った支援ができていないのです。

状況を整理することから始める

――困難ケースの家族支援のポイントを教えてください。

まずは、大変な思いをして相談に来られたことをねぎらい、丁寧に話を聞くことから支援が始まります。話が前後したりつじつまが合わなかったりするのを整理しながら、現在の家庭内の状況を客観的に把握し、今後の方針を考えるのに役立てていきます。

Aさんのケースをもとに、紹介していきましょう。

母親であるAさんは、覚せい剤依存症の息子さんのことで相談に来られました。大変憔悴し、感情的にもなっておられ、開口一番「もうあの子はわたしたちの手に負えない、どこかに入院させるしかない。何年もあの子を閉じ込めておける病院を紹介してほしい」と泣いて訴えました。

その後、気持ちをしっかり聞くことを優先しつつ、必要な情報を収集していく中で、いろんなことがわかってきました。

●小さい頃から恥ずかしがり屋で、上の子に比べて不器用なところも多い息子さんに対して、Aさんは細かく世話を焼き、過保護・過干渉な関わりが多かったこと。

●Aさんは息子さんに対して愛情を示す一方で、気持ちが不安定な部分もあり、子どもが思い通りにならないと感情のままに暴言をぶつけることもよくあったこと。

●父親（夫）は仕事人間で、家にいないことが多く、Aさんは子育てで悩んでも頼ることができなかったこと。

●それほど深刻とは言えないながら、息子さんから父親への暴力も起きていること。

父親は息子さんのことを大事に思ってはいるのですが、口下手で、言葉は悪いですが「昔ながらの頑固親父」という感じ。最近、定年を迎え、家にいることが多くなったために息子さんとの接触が増え、口を開けば高圧的な態度で叱ったり説教したりするので、それが息子さんの暴力の引き金にもなっているようでした。

――薬物問題については？

息子さんは、一度、薬物依存症の専門病院につながった経験があります。ただ、Aさんが相談に来られた時点では、覚せい剤の使用を続けているかどうか、わからない状態でした。

家庭内での様子を聞くと、経済面も含め、すべてを家族に依存している状態です。要求が多く、思うようにならないと大声を出してすごんだり、時に父親に暴力をふるったり。家族に対する執拗な要求、まとまりのない会話、独り言があることなどを聞いていると、薬物使用からか、何かしら他の精神病症状がある感じでした。

このようにして、本人の様子、家族の様子、家族関係などについて聞きながら、今後の展開や支援の方向性について頭をめぐらせます。そのなかで、「事態は深刻で、大変な状況を解決するのは難しいけれど、問題解決に向けて支援をさせてもらいたい」と積極的な姿勢を示し、家族が支援から遠ざかってしまわないように努めます。

家族の「どうしたいか」が原点

――個別相談を進めるときのポイントは？

Aさんのケースでは、たまった気持ちを吐き出すことで状況が整理され、かなり落ち着きを取り戻しました。「とにかく入院させたい」から「自立して、家族がいなくても生きていけるようになってほしい」に気持ちも変化して、支援に対するニーズは「そのためにどうしたらよいか教えてほしい」と変わっていきました。

そこで、いくつかの選択肢を挙げました。
●少し時間はかかるかもしれないが、本人との境界線を明確にしつつ、治療を再開できるように働きかける方法を見つけ、実践していく。
●本人のことはひとまず横に置いておき、現在の生活上の困りごとを改善して、生活の安定化を図る。
●今の生活が家族にとってしんどすぎるなら、思い切って本人を家から出す方法もある、など。
Aさんはよく考えた末、「うまくやる自信はないけれど、何とか本人を治療につなげることを目指してやってみたい」と自分の気持ちを言葉にしました。

家族のニーズがわかれば、そのために当面どんなことをしていくか協議して決め、実際にやってもらいます。その結果、何がうまくいき、何がうまくいかなかったかを振り返り、それを次の計画に役立てていきます。

大事なのは、援助者が「こうしましょう」と先導して目標を定めないことだと思います。家族が主体的に決断することで、問題解決に向けた能動性や責任感、自己効力感が高まるのです。

――Aさんのケースは、その後どうなったのでしょう？

約半年間、Aさんと父親は、息子さんを治療につなげることを目標に、次のようなことに取り組みました。
●境界線を意識したポジティブなコミュニケーションで関わる。その中で、機会を見つけて治療の提案をする。
●これまでのように息子さんの言いなりになるのではなく、本人の問題は本人に返す。
しかし、息子さんは頑として受診を受け入れないだけでなく、言いなりにならない家族に対しての攻撃性が増し、お父さんへの暴力が二度起きました。

そこで、暴力が起きる場面を振り返り、家族がケガをしないための対処法を決めました。ところが、なかなか思うようにいかない中で、徐々に家族の気持ちに変化がでてきました。「このままではこの状況を打開することは難しい。いよいよ息子を家から出すための行動を起こすべきか」と考え始めたのです。

計画を変更するときに来ていました。

ちょうどその頃、息子さんが再度、お父さんに暴力をふるい、Aさんは事前に緊急時の対処として打ち合わせていた通り、警察を呼びました。その結果、本人は医療保護入院することになり、その間に家族は息子さんを家から出すことについて心を決めました。

——本人を家から出すのは、家族にとって苦渋の決断です。より安全にするために、何ができますか？

Aさんのケースでは、医療スタッフが同席のうえで、ご両親から「もうしんどくて一緒に暮らせないから、ひとりで生活して治療を受けてほしい」と伝えてもらいました。また世帯を分けて生活保護の申請をし、退院後は地域で生活支援を受けられる体制を整えました。

もう一つ、息子さんが無理にでも自宅に戻ろうとすることが予想されたので、両親は自宅のマンションを売却し、親族がいる遠くの自治体に転居しました。しかしお父さんの携帯番号は変えていません。「息子の気持ちや現状を知ることができる手段を残しておきたい」というAさんとお父さんの強い希望があったからです。

退院後、独り暮らしを始めた息子さんは非常に不安定な状態になり、お父さんに恨みつらみの電話をかけたり、精神症状が再燃したりしました。けれども、短期の入院なども活用しながら、現在はしっかり通院ができています。家族との距離が離れたことで、自分の生活力の低さや障害への理解が進み、地域の支援者に頼ることもできるようになってきたのです。

薬物依存症の家族支援をしていると、このように本人と家族を分離せざるをえないことも少なくありません。けれども、それは本人を見捨てるとか縁を切るということではなく、本人の治療や回復、自立のために、必要と思われるときにはそうするということです。家族の気持ちや希望も確認しながら慎重な決断が求められます。

自傷行為や過量服薬があるとき

——リストカットなどの自傷行為や過量服薬を繰り返す女性の場合も、慎重さが求められます。緊急の出来事が発生しやすく、判断に迷うことが少なくありません。

確かに、自傷行為や過量服薬の問題がある人への関わりは、対応を誤ると命に関わることもあるので、状況を見極めて対応を決めていく必要があります。たとえば、本人が家族に対して無理な要求をするような場合です。

家族は冷静かつ毅然とした態度で「ＮＯ」を言うのが基本ですが、その結果、本人がやけを起こして命を落とすほどの自傷行為に至る可能性が高ければ、命を落とさないことが最優先事項になります。家族の中に「こうすべき」という正解があっても、生きていてこその回復ですから、ここはひとつ譲って、本人の要求をのみながら次の展開を待つという方法しか選択できないこともあるのです。この判断は家族だけでは難しいことが多いので、援助者が大いに役立つところでもあります。

とはいえ、重大な決断を家族と共に行なうのは、援助者にとっても大きな心理的負担となります。一人で抱え込まないよう、相談できる人がいることが大切です。

――こうしたケースの特徴と留意点は？

女性で年齢的にもまだ若いような場合、自傷、過量服薬、摂食障害、暴言暴力といった、華々しいアクティングアウトの陰に、「お母さん」を求める彼女たちの幼い声が聞こえるような気がすることがよくあります。回復や安定に関しても、母親との関係が大きな影響を及ぼすことが多いように感じます。

「お母さん」とは、必ずしも実際の母親ではなく、ある種の象徴というか、イメージのようなもの。「自分のことを全面的に愛し、受け入れてくれるあったかい存在」「どんな嵐からも守ってくれる強い存在」でしょうか。

さまざまな事情により、実際の母親はそのような存在と遠くかけ離れてしまっているのに、それを受け入れることが耐え難い。だからいろんな方法で攻撃しながら「お母さん」を執拗に求め続けているように感じられるケースです。

このような場合は、境界線を明確にして本人に自律的なふるまいを求めるよりも、いっとき、母親がしっかり抱きとめて、思い切り甘やかすという選択が良い結果につながることもあります。

――一口に家族の対応と言っても、一方では、本人の自立を促し、もう一方では甘えさせる……。真逆の対応で、ちょっと混乱します。「甘やかす」とは、何でも言いなりになることとは違うのですよね？

「言いなり」というより、「本人との距離を縮める」と言った方がわかりやすいかもしれません。

たとえば、三十歳を過ぎた娘を膝に抱えて抱っこしたり、一緒の布団で寝たりするコミュニケーションを取ったことで、娘の問題行動が減り、気持ちの安定化につながったこともあります。このケースでは、母親自身が援助者からしっかりとサポートを受けて、娘に向き合ったことが、回復によい影響を与えたのです。

　本人と少し距離をとったほうがよいか、真っ向から向き合って甘えさせたほうがよいかは、本当にケースバイケースです。もちろん距離を縮める場合でも、イネイブリングとなることは、避けることが大切です。


――どのように見分けていったらよいのでしょう？


　実際やってみなければわからないところがあります。どうでるかわからないけれど、ひとまずここからやってみようと決めるためには、過去の親子関係などについて充分な情報を収集することが不可欠です。それから、自傷や摂食障害、暴力行為の頻度や程度についてもよく把握しておかなければならないでしょう。

　そして最も重要なのは、「どうしたいか」という母親自身の気持ちと、決めたことをある程度やりきる力や準備が整っているか、という二点です。

　いくら援助者が「こうしたほうがよい」と見立てをしても、実行するのは母親自身です。母親にその準備が整っていないときは、まずは準備に時間をかけますが、それでも難しいときは、別の現実的な方法を検討しなくてはなりません。

　また、母親に対する試し行動や暴言暴力があまりにひどい場合は、やはり一時的には分離をして互いの安全を守ることが第一選択になってくるでしょう。その際は、家族は逃げてもよいこと、長い目で見たら、それは本人の回復にも役立つ場合もあることを伝え、家族の罪悪感を減らすことが大切です。そのうえで、分離のための具体的な手段を一緒に考え、実行してもらいます。

　その後も、母娘の回復や変化をよく観察し、再統合のチャンスを見逃さないようにできるとよいでしょう。難しいかもしれないけれど、母親が娘と向き合うことができたら、その存在は娘さんの回復にとってやはり大きいものだと思うのです。

支援目標を常に明確にしておく

――困難なケースでは、本人が何度も入院などを繰り返したり、問題を起こしたりし、なかなか安定的な回復段階にいたりません。そういう場合の家族支援のポイントを教えてください。

　回復に必要な時間は人それぞれで、家族がどんなに頑張っても、長くかかることもあります。まずは、焦る家族と一緒になって、援助者も焦らないようにすることでしょうか。

こうしたケースでは、事態が次々変化していくため、長期的な展望が持ちづらく、何が正解かはやってみなければわからないことも多いです。家族が何のために相談に来続けているかわからなくなってしまわないよう、意欲の低下を防ぐことが大切です。そのため、一筋縄でいかず、長期戦が見込まれるときほど、目標を明確にして、漫然とした支援にならないように気をつけています。


――たとえば、どのような目標を？


「まずは自分を立て直すためのセルフケアをする」「夫にもこの問題に一緒に向き合ってもらえるよう、夫婦関係を改善する」など具体的な目標を立ててもらいます。

期間は目標によっても異なりますが、六ヵ月をひとつの目安とすることが多いです。そのなかで進捗状況を確認し、必要に応じて路線変更を図ります。

依存症家族の支援では、一見、薬物やアルコールの問題とは直接関係のないように見える支援が重要になることも多々あります。家族は、本人の依存問題が片づかなければ、その他の問題もすべて片づかないと思いがちですが、実はそんなことはありません。

家族が元気になったり、受けとめ方を変えたりするだけで、生活上の困りごとは改善できる可能性があります。視野を広く持って、家族のニーズを見極め、できることから一つ一つ取り組んでもらうことで、少しずつでも確実に前に進めると思います。


――それでも遅々として進まない場合は、どうしたらいいでしょう？


家族も援助者も一生懸命やっているのに前に進まない場合は、何か重大な間違いや不足があるのかもしれません。本人や家族の状況に見合った支援が行なわれていなかったり、ニーズを見誤っていたりしないでしょうか。

支援に限界を感じたら、勇気を出して他の人に助けを求めましょう。事例検討に出せる機会があれば、積極的に活用してください。私も支援に迷うたび、援助者の先輩や同僚に相談するようにしています。

家族がどうしたいか、家族にどれくらい力があるか、今何ができて何ができないか、どうしたら家族がポジティブな方向に変化できるか――。

家族の本来の力を引き出すことを考え、丁寧に支援していけば、道は必ず開けると思っています。

援助者が前向きな姿勢でいることが、家族の希望につながります。

6章 体験

家族にとって何がどう役立った？

どのような支援を受け、どう行動したことが問題解決につながったのか？
家族はどうやって知識や力や勇気を得て、自分自身の人生を生き始めたのか？
７人の体験をお届けします。

うつ病と言われて

お嫁さんが子どもを連れて出て行く前から、二階で夫婦喧嘩が絶えないことには気づいていましたが、原因はよくわかりませんでした。

夫はその五年前に亡くなっており、息子と二人暮らしになりました。息子は仕事も行ったり行かなかったり、朝から酒を飲んでいる日もあり、体を悪くして内科に入院してもまた飲むのです。二度目に自殺未遂をしたときには隣家から助けを呼び、救急車で精神科に入院となりました。

うつ病と言われ、酒は飲まないようにと注意されましたが、退院すると飲んでひどい状態になり、計四回入院しました。最後の入院で「アルコール依存症と言われた」と息子から聞いたものの、何のことかわかりません。胃潰瘍などと同じようにアルコール性云々の病気があるのかと思ったぐらい。

気になるのは日々の行動です。

アルコール

母

「息子さんはいくつや！」と叱られた

【S・U】

「飲んだらいけないと言われているのに、何で飲むのか！」と息子を叱っていました。

きちんと勉強せねば

あるとき近所の人が、新聞に「アルコール教室」の記事が載っていると教えてくれました。なんやろ？ と思いましたが、せっかく勧めてもらったので行ってみました。

すると、プリントに書かれた内容が息子とまったく同じなのです。

「これ何!! 初めて知った!!」

自分は親として、やってはダメなことばかりやってきたのではないかと、ショックを受けました。

それまで「嫁や孫が出て行ったのもあんたが悪いからだ！」「何やってるんや！」「いい加減にしなさい！」と腹を立て、何度言ってもわからないので酔ってふらふらになった息子を殴ったり蹴ったりしました。息子も手を上げるようになり、もとは静かでおとなしかったのが私に負けじと暴言暴力です。家の中で追いかけっこになり、ガラスも何枚割れたかわかりません。殺されると思ったこともありました。

それが、病気だなんて……。

私がきちんと勉強せねばと、すぐ断酒会に入会しました。

息子にも「アルコール教室に行って、こんな資料をもらった。あんたは病気になってるんや。回復すると聞いたから、一緒にがんばろう」と話し、断酒会に引っぱっていきました。

「言うたらあかん」

息子は何の抵抗もなく断酒会に同行し、暴言暴力もしずまりました。けれど再飲酒を繰り返すのです。

私はアルコール教室で毎月勉強し、一週間や十日はよけいなことを言わないよう我慢するのですが、結局は以前と同じことをやってしまいます。

息子が迷惑をかけた相手に申し訳なくて、後始末をしてしまう……。

「断酒会でこれだけ教えてもらってるのに、なんで繰り返すのや」「皆さん酒やめてんのに、なんであんたはやめられんの」と責めてしまう……。

その後、息子は買ったばかりの車で自損事故を起こしたのをきっかけに、アルコールの専門病院へ入院。退院後の通院にあたり、私も一緒に行って先生にご挨拶をと思い、同行しました。するとと先生が言うのです。

「九十歳のお母さんが六十歳の息子のことをあれこれ訴えてくる……そんなお母さんにならんといてや！」

私はまだ七十歳だし、だいたいなぜこんなことを言われるのか！　悶々として帰宅し、一週間たっても気持ちがおさまらず、ワーカーさんに訴えに行きました。

すると三時間も説教されました。

「あんないい息子さんに、なんでグチャグチャ言うんや」

「お母さんは息子が何か起こすと、きれいさっぱり後始末する。そうやって親風ふかせて、自分だけ納得すればいいのか」

「息子さんはいくつや！」

散々怒られて背筋がビシッとなり、そこで初めて、何年間も教わってきたことが心にぐっと入ったのです。

以後はピタリ、息子には何も言わないようにしました。言っていいのは感謝の言葉だけ。家のことをやってくれたときに「ありがとう」、仕事は「ご苦労さん」です。

息子は五年、断酒が続いています。近ごろでは世間話もできるようになりました。どんな会話も感謝の言葉で終えることを心がけています。一緒にテレビを観ながらあれこれ感想を言うのも楽しい時間です。

正直言うと、私の感覚で考えて息子の考え方や行動がおかしいと思うことはあります。でも、一切言いません。

言うたらあかん。

そう自分に言い聞かせています。これを五年間守ってきて、上出来だったと思います。自分に何かごほうびをあげたいです。

アルコール

妻

完全断酒できなくても、人生は変わる

【S・I】

「おまえのせいで俺は飲むんだ」と、何十年も責められてきた。

断酒会で回復者ご本人から「酒飲みは、人のせいにして飲むもの。奥さんが悪いんじゃない」と言われて、ああ私のせいじゃないんだと、救われた。例会では、皆さんが率直に、どんなに恥ずかしいことも赤裸々に話していて、ここでは何でも言っていいんだ、と安心した。

夫を殺すか私が死ぬか……それしかないと当時、思い詰めていた。例会で「夫を殺したい」と口にした私を、誰も責めなかった。長いことつらかったねと受けとめてもらい、思い詰めていた心が溶けていくようだった。

「自分の未来を見ましょう」という言葉をもらって、なんとか生きていかれる気がした。

行動を変えるヒント

夫が精神科を受診したのは七年前。そこで初めてアルコール依存症と言われたが、夫が嫌がったのと、お金がなかったので、結局は入院しないまま飲み続けとなった。

相談員の方が何度も面接してくださり、たくさん本を貸してくれた。断酒会を勧められて「仕事と家事が忙しくて無理」と渋る私に「仕事よりも何よりも、今のあなたには断酒会に行くことが大事！」とキッパリ。そこまで言うならしかたない。でも、行ってどうなるものじゃない、と思っていた。

そんな予想に反して、断酒例会はなんと居心地いい場所なんだろう！　毎週通うたびに、心に残る言葉がもらえた。自分の行動を変えていくヒントがもらえた。たとえば――。

●飲んでいる夫に関わらない

それまで私は夫に向かって「また飲むの」「もう十分飲んだでしょう」と言っていた。すると夫は輪をかけて言い返してくる。言葉が出なくなると暴力になる。ところが断酒会では「飲むなと言うのは、飲め飲めと言うようなもの」と教わった。

私は長いこと、逆のことをやっていたのか！　飲んでいる夫にあれこれ言うのはやめた。

●酒を買わない

今までは当然のように、買い物のとき夫の飲む酒を買っていたし、買って来いと怒鳴られれば仕方なく買いに行っていた。今後は断わるにしても、ただ「買うのは嫌だ」ではよけいな角が立つので、言い方を考えた。

「病院で言われたから、もうお酒は買えません。飲みたいなら自分で買いに行ってください」

しばらくは、それでもめた。暴力が出ることもあったが、やがて夫は酒のことに限らず「自分のことは自分でする」ようになってきた。酔っていないときに重い荷物を運んでくれるなど、家のことも時おり手伝ってくれた。

●暴力は逃げるか警察へ

病院で勧められた本に、暴力への対応について書いてあった。それまではまさか警察を呼ぶなんて、考えもしなかったが、依存症という病気とわかったからには近所に恥ずかしいと思うことなく、初めて一一〇番した。

「依存症という病気で、こういう状態になったら、警察を呼ぶのが正しい対応」と思えたのがよかった。

何度か警察を呼ぶうち、暴力や暴言が少なくなり、「どうせ俺が悪いんだ」などと一人呟いたりして、夫の様子が変わってきた。

人生を取り戻す

私自身も、本人がやりたくてやっているのではなく、お酒がそうさせているのだ、とわかるようになった。

断酒会の中に「このご夫婦のようになりたい」という素敵なお手本となる方がいて、いつかなれるかなーと、いろいろな行動を真似してみた。

夫は断酒会には行きたがらなかったが、市民セミナーには何度か一緒に参加した。チラシを冷蔵庫の扉に貼っておき、「出席者が少なくて、断酒会の人から席を埋めてくれと言われているんだよね……」と話すと「行ってもいいよ」とアッサリ答えた。

セミナーでは家族の体験談があり、怒りや悲しみがいっぱいの話を夫はじっと聞いていた。そして口を開いたら「あんなに気の毒な人がいるんだね」とまるで他人事なので、私は笑うしかなかった。

私の目を気にしてか、夫は酒量が減って、仕事帰りに少し買ってきて飲む程度になった。私が仕事で遅くなるときは子どもに夕食を作ってくれたり、掃除やゴミ出しをしてくれたり、こんな暮らしもあるのかと、なんだか不思議な気持ちがした。

とはいえ、週末に大量に飲むのは相変わらず。あるとき長男と殴り合いの大喧嘩になり、それをきっかけに「酒をやめてやる」と言って三ヵ月ほど断酒した。

我慢我慢の断酒だったが、私にとっ

ては幸せな時間だった。
でも、長くは続かなかった。

子どもたちが進学や結婚で家を出ていき、夫と二人の暮らしになった。ふだんは静かな酒飲みだが、週末になると深酒して荒れることも多かった。

私は少しでも危険を感じると、さっと車で逃げてそのまま車中泊をした。コンビニの駐車場などを利用していたが、巡回の警察官に声をかけられるわずらわしさもあり、やがてカラオケボックスに泊まる方法を覚えた。泊まるだけではもったいないのでカラオケを試したら、意外と楽しかった。

断酒会で言われたように、「夫は夫、私は私」「楽しんでいい」のだとわかった。今まで悩んで苦しむばかりだった人生を、取り戻していこうと思った。

食道がん

その後、夫は再び断酒し、また飲み始め、そして食道がんが見つかった。

会社の健診を何年も受けておらず、喉の違和感や、ものが飲みにくい、むせるなどの症状が続いた揚句、医者嫌いの夫が娘に連れられてやっと病院に行ったら、すでに末期の状態だった。

夫のがんを知って、まず顔を出したのは悪魔の自分だった。「ざまあみろ」「自業自得だ」と思った。

けれど、娘が一生けんめい付き添ったり、親身になって父親と会話しているのを見て、ああ、この人はもともとやさしい人だった、ずいぶんよく働いた人だった、お酒のせいでこんなことになってかわいそうだな、と思った。

余命半年と説明を受けた。もう少し、この人に時間があったらよかったのに……。

夫は四ヵ月後に亡くなった。昨年の十月だった。

二者択一ではない

断酒会につながっていなければ、憎しみだけで終わっていただろう。私たち家族は一体どうなっていたかわからない。断酒会と出会って、私は変わることができた。夫も完全断酒こそできなかったけれど、ずいぶんと変わった。そんな夫の姿を見ることができて、よかったと思う。

今まさに苦しんでいる家族の方々にも、「完全断酒か地獄か」の二者択一とは限らないことを伝えたい。自分が変われば、相手も必ず変わる。

私は現在、仕事のほかに、四年目に入った手話教室、三年目のスポーツクラブ、断酒会、そして家族会のカラオケ・グループも楽しんでいる。

実はあのころ、暴力からの避難を兼ねて「一人カラオケ」をしていると断酒会の家族会で話したら、私もカラオケに行ってみたい！ という人が出てきて、二人になり、三人になり、定例となった今では毎月一〇人ぐらいが集まっている。

私にとってのお手本のご夫婦のように、人生を楽しみたいと願っていた。夫はあいにく間に合わなかったが、今の私は生きることが楽しい。

薬物

妻

経験豊富な施設と弁護士に支えられ

【K・H】

夫はどこの警察にいるの？

夫が大麻所持で逮捕されたのは、二年前です。その日、オールナイトの音楽イベントがあり、夫は前々から楽しみにしていました。大麻を使っているなどまったく知らなかったので、深夜本人からのＬＩＮＥで逮捕を知らされ驚きました。けれども同時に、そうだったのかと思う感じもあって、がっくりきました。夫は若い頃サーファーで、音楽もボブ・マーリィが好きだったので、イメージ的にあり得る、と。

とりあえず「後でちゃんと説明してほしい」と伝えると、「わかった」と返事が来ましたが、その後、ぷっつりと音信が途絶えました。それから、インターネットで司法システムについて調べまくる日々になりました。

まず、夫がどこにいるかわからないので、仕事の合間を縫って、地区の警察に連絡をして「そちらにいますでしょうか？」と聞きました。「そういうことは教えられない規則になっています」とけんもほろろで玉砕。とにかく情報を得ようと思い、ネットで「大麻　逮捕」を検索すると、初犯はほとんどが執行猶予になること、逮捕後、七十二時間の間は弁護士以外は連絡も接見もできないことがわかりました。

警察への聞き方がわかったのは、ちょうど三日目でした。「〇〇はいますか？」と聞くのではなく、「〇〇に会いたいのですが」と言えば、「いません」とか「何時にしますか」と返答されるので、確かめられるのです。

この方法で夫の居場所を突き止め、仮病を使い仕事を休んで会いに行きました。今思うと、夫は落ち込んで申し訳なさそうにはしているものの、執行猶予で済みそうなことも知っており、すでに当番弁護士とも話していて、あまり危機感は伝わってきませんでした。

面会は二〇分と決められています。いつから大麻を使っていたんだろう？　取り調べで何を話したんだろう？　聞きたいことは山ほどあったのですが、下手なことを言って警察に聞かれ、夫の不利になったらどうしようと思い、聞けませんでした。夫は自営業なので、仕事に必要な連絡先を聞いたり、何と伝えるかを一緒に考えたりして、事務的なことばかり話し、「何とかこの時期を乗り切ろう」と私も必死になっていました。

　弁護士の名刺を宅下げ（※）してもらい、すぐに連絡しました。保釈（※）や裁判の詳細を聞き、貯金から保釈金として百五十万円を用意しました。夫の勾留は二十三日間続き、保釈で出てくるまでがいちばんつらかったです。保釈後は夫も日常生活に戻り、自分で手続きをしてくれたので、私の気持ちも落ち着いていきました。

　裁判は即決で執行猶予が決まりました。その日、私はもともと帰省の予定が入っていて、親に心配をかけないよう予定を変更せず実家へ行きました。「裁判が終わったよ」と連絡がきたとき、ホッとしたことを覚えています。

まさかの二回目の逮捕

その後、面会のときに突っ込んで聞けなかった大麻使用の詳細について、「ホントのところ、どうなの？」と聞きました。「大麻は友だちが外国土産でもらったもの」「結婚前に少し使ったことはあったけど、結婚後はほとんどしていなくて久しぶりだった」と言われ、それで納得してしまいました。私も考えたくなかったのかもしれません。

　夫は休んでしまった仕事の穴埋めに走り回り、がんばっていました。もともと仕事好きな上に、新しい趣味も見つけ、楽しさという点では、今までででいちばん楽しそうにしていたと思います。テレビで「警察二十四時間・追跡！」のような番組を見るとしょんぼりした空気になるくらいで、まったく順調。私も大麻のことを忘れかけていました。そんなとき、再び夫が逮捕されたのです。

　夫は「飲み会があるから遅くなる」と言ったまま帰宅せず、嫌な予感がしました。早朝、警察から「ご主人が逮捕されました」と連絡がきたときは、しまった！　と思いました。私自身、喉もと過ぎればで、もう終わったことのようにとらえていたのです。

　同時に、執行猶予中は私が夫の身元引受人、監督者になっていることに気づき、落胆しました。使用歴に関しても、なぜもっと踏み込んで知ろうとしなかったのだろう、と後悔しました。

　執行猶予中の逮捕なので、実刑はほぼ確実。仕事にも影響が出るし、もう隠しようもありません。そもそもいろいろなことをごまかして乗り切ろうとしていた自分に気づき、事の重大さに打ちのめされました。

　まずは夫の実家に正直に話し、協働していこうと決めました。

こんな人たちに会いたかった！

国選弁護士には、「懲役は約一年半。

※宅下げ＝身柄拘束を受けている人からの持ち物や手紙などを、警察署・拘置所で受け取ること。
※保釈＝判決までの間、お金を担保にして身柄を解放させる制度のこと。

保釈は難しい」と事務的に言われました。前に頼んだ弁護士も、だいたい同じ見解でした。

インターネットで調べても同じようなことが書いてあり、そういうものなのか？　できることはないのか？　とあきらめかけました。

それでも、せめて再発防止をと思い、「薬物　病気」で検索を続けたら、依存症の記事が出てきてそれが活路を見出すきっかけになりました。

といっても、夫は明るく元気に日常生活をしていたので、依存症の症状に当てはまらないことも多く、最初は全然ピンときませんでした。けれども、記事を読むうち、考えが変わりました。二回も逮捕を繰り返した夫は、依存症なのではないか？

もし夫が依存症だとしたら、たとえ刑罰を受けても、また繰り返す可能性は十分にある。と、ようやく危機感を覚えたのです。

翌日、相談先として出ていた「精神保健福祉センター」に朝一で電話しました。つながらないので直接行くと、対応してくれ、地元の相談先とダルクを紹介してくれました。そこから事態が大きく動いていったのです。

姑とダルクへ相談に行き、「ご主人、大変だったねぇ」と笑顔で迎えられたときは、話が通じることに心底安心し、別世界に来たように感じました。豊富な知識と経験に裏打ちされた言葉で、専門機関とはこうも違うものかと驚きました。

さらに、紹介してもらった弁護士の温かさと情報量にも感動しました。ダルク利用や入院の形で保釈を申請すれば、許可される可能性はあるし、再発防止にもなるとのこと。「今度こそしっかり対応したい。そのためにも、頼むのはこの人たちしかいない！」と確信しました。

弁護士はすぐに夫と会ってくれ、夫もその場でお願いすることを決めました。ところが夫は、復帰への焦りが強く「保釈されたら仕事をしたい」と、言い出したりしました。私は裁判のためにも治療に専念すべきと考えていたので、戸惑いました。

けれども弁護士さんが、「保釈や減刑を狙うにあたり、こうすれば確実になるというプランはない。治療も大事だが、保釈期間をどう過ごすかは、社会復帰のためにも重要です。仕事をすることも、自分が人生で何を大事にしたいかです」と言ってくれ、最終的に「自宅に戻って通所」というプランに固まりました。

無事、保釈がおりて、夫は今、毎日自らダルクとNAに通っています。

夫は保釈当初、「死にたい」と漏らしていましたが、正直に自分のことを話せる場ができたからか、最近は少し落ち着いてきたように見えます。仕事の整理も少しずつ始めました。

裁判の結果はどうなるかわかりませんが、今できることをするのみです。たとえ実刑になっても、回復という道筋があることを知りました。一緒に進んでくれる専門家と出会えたことで、将来に希望を持っています。

この子に何が起きているのか?

娘に過呼吸とリストカットが始まったのは、高校一年のときです。授業のストレスが原因で、精神科で治療を受けました。

今となっては、安易に精神科につなげて処方薬と出会わせてしまったことを後悔しています。当時は医療しか頼るものがないと思っていたし、医師の言うことは絶対だと思っていたので、嫌がる娘に「薬をちゃんと飲みなさい」と勧めていたのです。

いったん治療を終えたはずの娘が再び処方薬を飲むようになったのは、高校卒業程度認定試験(旧大検)を取って、推薦で大学が決まってからです。「過呼吸の症状がぶり返すから、入学前に病院でちゃんと治したい」と言ってきました。

そして大学入学後、過量服薬をするようになりました。「ふらふらしていて倒れた」と言って、友だちやアルバイト先の人が運んでくるのです。

この元気さは何?家族会でもらった知識と勇気

薬物

母

【甲斐】

娘の状態はみるみる間に悪化しました。朝起きてこないので見に行ったら、部屋中にすごい量の薬の空きシートが転がっていて、寝ている娘の顔を横にしたら、口から白い薬がごぼごぼ溢れてきたこともあります。リストカットもひどくなり、何度、救急車を呼んだことか。

結局、娘は数ヵ月で休学。部屋に引きこもったかと思うと、外出して何日も帰らないという生活になりました。

様子がおかしいので娘の部屋を探り、白い小袋を見つけたときの衝撃は忘れられません。世界が終わってしまったような絶望感に襲われました。

あの白い小袋は、覚せい剤なのか?

頭ではそうに違いないと思っても、怖くて誰にも確認できずにいました。娘は真面目で明るくいい子で、覚せい剤なんて別世界のこととしか思えない。仮にそうだとしても、もしかしたら人のもので、預かっているだけかもしれないと自分に言い聞かせました。

もし覚せい剤だったら犯罪だし、終わりだ。未来はない。一家で滅びていくしかない、と。

ずっと後で知ったのですが、娘のバイト先に薬を使う人がいたのです。過呼吸の症状がぶり返したとき、その人に「これを飲むと楽になるよ」と向精神薬を渡され、知った薬なのでためらいもなく飲んだそうです。覚せい剤を教えたのもその人だったのでした。

「死」と「犯罪」の恐怖

この問題が家族をより苦しめるのは、違法薬物の使用が「犯罪」ということです。誰も助けてくれないし、どこにも相談できないと思いました。

単身赴任の夫に「あの子が覚せい剤を使っているみたい」と言っても、最初は私の頭がおかしくなったと思ったようでした。ようやく信じてくれたもののの、夫はストレスで血圧があがり、脳静脈瘤ができて手術することに。家には上の息子たちもいたので、薬のことが世間に知られたら、就職や結婚がダメになるのでは？　ここに住めなくなるのでは？　と心配で、私はパニック状態でした。

息子たちには事情を説明して、すぐに自立してもらいました。それから娘と二人きりの生活になりました。

娘は外へ出れば薬を使うかもしれないので、見張るため、玄関や娘の部屋の前に布団を敷いて寝ました。当然、娘は怒り、とっくみあいのケンカに発展し、今度は怒らせないようやさしくするという繰り返しになりました。

どうしたらいいかわからず、インターネットで見つけたダルクに藁をもつかむ思いで連絡しました。そこで家族の相談機関を紹介され、行ってみたら、娘を家から出すようアドバイスされ、もっと混乱しました。

ダルクがどんなところかもわからないのに、娘がそこに行く確証もないのに、なぜそんなことが言えるのか。娘が死んでしまったらどうするのかと。

けれども、それが唯一の指針だったので、娘が帰宅したときに玄関から締め出しました。娘は怒って窓を割り、一晩、自分の車の中で過ごし、玄関の前で過量服薬して手首を切りました。雪がちらつく寒い朝――。とても見ていられず、結局家に入れてしまいました。

知らないから、怖かったんだ

それからは、何もせず腫れ物を扱うようにして、ただ娘に合わせることしかできませんでした。

娘は時々、私に甘えてきました。小さな子どものように「一緒に寝たい」と言って、私のベッドに来るのです。おかしくなっていく娘に怯えながらも、娘が何日も家を空けると不安でたまりませんでした。帰ってきても、娘とどう対峙したらいいかわからず、自分の部屋に鍵をかけてペットの犬を抱きしめ、息をこらす日々でした。

そんな頃、薬物の家族会がフォーラムを開催すると知り、そこで女性の回復施設を運営するダルクの代表に出会ったことで、事態が変わっていきます。「連れて来なさい。面倒見てあげるから」と言って、初めて具体的な方向を示してくれたのです。

家族会にも参加するようになり、私は少しずつ元気を取り戻していきました。状況は変わらなくても、知識と勇気を得て私が変わっていったのです。

それまで私は、「娘は犯罪者だから、その親である私は一生、下を向いて生きなければいけない」と思っていました。化粧もせず、地味な服を着て、笑うこともせず、世界の隅っこで息を潜めて。

ところが家族会では、みんな明るいのです。この元気さは何？　と、最初は目を疑いました。

みんないたって「普通の人」で、それどころかおしゃれだし、旅行を楽しんだりもしているのです。私の中の「犯罪者の親」のイメージはどんどん崩れていき、自分もこのままで生きていていいんだ、前を向いていいんだと感じていったのです。

覚せい剤についても、たくさんの知識を得ることができました。当事者の体験談からは、「人生は終わりじゃない」と希望をもらいました。家族の仲間たちの経験からは、家族は何ができるのか、これからどんな展開があるのかを教えてもらいました。それまでは真っ暗な別世界に迷い込んだような状態でしたが、急に視界が開けてきたのです。知らない怖さより、知っている怖さの方が、怖くないんだと初めて知りました。

別々の道を歩みながら

娘を家から出そう――。そう心を決めたのは、一年ほど経ってからでした。娘が十日ほど家を空けた後、帰宅した際、思い切って「あなたが覚せい剤を使っていることは知っています。警察へ行くか、ダルクへ行くか決めてください」と告げたのです。

どちらも嫌だと言う娘に「一緒には暮らせない」と伝えると、娘は覚悟したのか「私を捨てるんだね」と言って荷物をまとめました。最後にご飯を一緒に食べ、鍵をもらい、ダルク施設長の名刺を渡して「困ったら電話しなさい」と伝えるのが精一杯でした。

その後、数ヵ月連絡がなく、殺されてどこかに埋まっているのではないか、本当にこれでよかったのかと考え、生きた心地がしなかったです。

娘から「もうすぐダルクへ行く」と連絡がきたのは、八ヵ月後でした。さらに数ヵ月後、「行くから迎えに来て欲しい」と言われました。

今、娘はダルクでのリハビリを終え、遠方で介護の仕事をしています。ダルクを卒業した当初は、また薬を使ったらどうしようと不安でしたが、前ほどの不安はありませんでした。

娘も私も、かつてとは違います。培われたものはなくならないし、もし使ったとしても、どうすればいいか知っているし、頼る仲間もいる。知識と経験の力はすごいなと改めて感じます。

「そうだね、この家は売ろう」

ギャンブル

母

【えむ】

いったい何が起きている?

問題の発覚は、次男が高校三年のときでした。タンス預金のお祝い金をすべて使っていたこと。家の中でお金が頻繁になくなること。次男の部屋で大量のハズレ馬券を見つけたこと。

見てはいけないものを見てしまった心境で、本人に問いただすこともできず、オロオロするばかりでした。

大学の寮に入った直後、「彼女のカードを勝手に使ったのが相手の親にバレた。何とかしてほしい」と訴えてきました。その後、夫の口座から百万円を超す額が引き出されていることもわかりました。次男の友人と名乗る人たちが「貸したお金を返してほしい」とやって来ました。

「非行と向き合う親たちの会」に参加して、ギャンブル依存症のことを初めて知りました。金銭の要求に応じてはいけない、という話を聞き「迷惑をかけた友人には返すべきでは?」と質問しました。すると「誰々は返してもらった、と話が広まると、次々に自分も返してくれと言ってくるかもしれない。中には額を上乗せして要求し息子さんに渡す人もいるかもしれない。だから誰にも返してはいけない」と説明があり、初めて納得しました。

仲間のリストを作る

次男は大学を一年で中退、私はその翌年、ギャマノンにつながりました。「親の育て方が悪いのではなく、本人の意志の問題でもなく、ギャンブル依存症は病気です」とはっきり言われ、霧が晴れるようでした。

仲間やスポンサー(※)から、次のようなアドバイスをもらいました。

●よかれと思ってやったことが、病気の進行を助けている。今までと同じ頭で考えてはダメ。

●境界線を引く。息子の問題を解決する責任は、息子に返す。

●これからは、「息子にとってピンチ

※スポンサー＝回復のための「12ステップ」を使うグループでの相互援助のシステム。より経験のあるメンバーに、助言や提案をしてもらう。

の状況」を作ることが私の使命。そのピンチが回復につながる。

●息子を手助けしてよいのは、回復のための行動を助けるときだけ。

●何かあったら、自分で判断せず必ず仲間に電話する。息子から何を要求されても、即答してはダメ。

●いつでも電話できる仲間のリストを六人以上作って持ち歩く。

ところが、なかなかアドバイス通りにできないのです。

「駐車違反で罰金を払わねばならず、困っている。今すぐ必要なんだ」と切羽詰まった声で言われると、つい電話せずにお金を出してしまう。

「仕事が見つかったから、準備にお金が必要」と言われ、断わらなければと思うのに、次男が私を睨みつけ、お金を出すまで動こうとしないので、怖くなって結局お金を渡してしまう。

彼はいつもイライラと機嫌が悪く、口を開けばお金のことばかりでした。思い通りにならないと、ガラスを割ったり、壁を蹴飛ばして穴をあけたり。

そのうち「こんな家にいられるか！」と出て行き、数週間は帰ってこないこともしばしば。

私は仕事帰りに家に電気がついているのが見えると、「どうしよう、あの子が帰ってきた」「何しに帰ってきたんだろう」と不安になり、そんな自分が親として情けなくなりました。

あるときは、長女のパソコンが持ち去られました。サークル活動で預かったお金も盗まれ、「もう死にたい」と長女は訴えました。カウンセラーに相談したところ、「親と同居している便利さと、自分自身の安全と安心。あなたが選んでいいのですよ」と言われ、長女も長男も家を出ていきました。

話し合いの場所

次男の問題にうまく対応できない自分……。こんな私だから息子がダメになったのだ、と落ち込むこともありました。でも仲間やスポンサーは、私を一度も責めませんでした。まずい対応をしてしまうたび、「あ〜、チャンスを逃しちゃったね」の明るい一言で終わり。次のチャンスに備えて力をつけよう、という気持ちになれました。

先行く仲間から提案があり、次男には家を出てもらうことにしました。敷金・礼金と当初二ヵ月分の家賃はこちらが出し、勝手に入れないよう自宅の鍵を換えました。

ところが一ヵ月で「家に戻らせてくれ」と言ってきたのです。仲間に相談すると、「家で話すのはダメ、息子のアパートにも行くな、人目のある場所で会うのがいい」とアドバイスされ、ファミレスで話をしました。

「ギャンブル依存から回復するための施設がある。そこに行くなら手助けする」と伝えましたが、次男はなんだかんだと抗弁を続けます。そこで「わかった。私は帰るね。できることはもうないから」と静かに言って店を出ました。しばらく一緒に歩いていると、息子が「わかった、施設に行くよ」と言いました。

こうして送り出したものの、すぐに「ここは俺のいる場所じゃない」と言って施設から出てしまいました。とにかく一緒には暮らせない、自分のアパートに帰りなさい、と伝えました。

別人のように穏やか

半年後、次男は窃盗で逮捕。仲間たちからは「よかったね」と言われました。雪だるま式に事態が悪化していたのが、ここで止まったねと。私は勇気を出し、国選弁護人に伝えました。「息子はギャンブル依存症です。親として本人の罪が軽くなるようなことはしません。治療につなげたいので、対応は介入の専門家と相談します」

逮捕というチャンスを生かすため、その専門家から提案がありました。「息子さんにとって、もう帰る家はない、という状況を作れませんか」

家を処分して、息子の知らない場所へ引っ越しをというのです。まだ購入して七年。夫は「終の棲家のつもりだったのに」と嘆きます。でも二人で話し合ううち、私自身、ここに留まりたくないことに気づきました。お金を返せと息子の友人たちが次々来る、借金の督促状は来る、長男や長女も巻きこんで悲しい目に遭わせ、息子がいつ帰ってくるかと怯え……。

「そうだね、この家は売ろう」

結果はどうなるかわからない、それでも信じてやってみようと心を決め、賃貸の部屋を探しました。

引っ越しのあと、判決が出ました。懲役二年、執行猶予四年。施設スタッフが身元引受人になってくれたため息子はそのまま施設へ入所しました。

息子のスポンサーから連絡があったのは一年後。埋め合わせ（※）のために、息子が私たちに会いたいのだといいます。ギャマノンのイベント会場へ夫と出かけ、別人のように穏やかで元気そうな次男と対面しました。

「今まで迷惑をかけて、傷つけることばかりして、申し訳なかった」と頭を下げる姿に、胸がいっぱいでした。夫も次男の肩を叩いて涙です。

親の自分も埋め合わせ

翌年、次男はスリップしました。施設に迷惑をかけ、その後につきあった女性にも金銭的損害を与えました。こうして他人を巻きこんでいることが、本当に切ないです。それでも現実を直視し、受け入れるしかありません。

私にとっても、回復のプログラムが力になっています。埋め合わせのステップで、長女に対して、当時つらさを受けとめてあげられなかったことを謝罪しました。

次男に対しては、今、私や夫ができることはありません。もしも彼が親を頼ってきたら、「あなたが相談する相手は私たちではない。あなたはすでに回復の場所を知っているし、仲間を知っている」と伝えます。

この経験があったからこそ、自分自身を見つめることができました。前を向いて進んでいきたいと思います。

※埋め合わせ＝回復のための「12ステップ」の8・9にあたる。傷つけた人のリストを作り、謝罪するプロセス。

不倫と借金と

私と夫は、力関係が上になったり下になったりのパワーゲームを繰り返してきた。

同棲していた頃、サラ金の督促状で借金の証拠をつかみ、「ちょっとここへ座って」と話をしたときは、私が上。夫はスロットの資金のため複数のカードで自転車操業をしていた。これ以上カードが作れないよう、私が夫の免許証と保険証を預かる提案をし、「それでいいなら、これからも同棲を続けましょう」と温情を示した。

妊娠して結婚。出産後一年半で不倫と借金が同時発覚したときは、私が下になった。見捨てられる不安に襲われて、朝帰りした夫の前で泣き崩れてすがる、悲劇のヒロインだった。

貯金口座のキャッシュカードを夫が持っているのが心配だったが、うるさいことを言って嫌われる不安から「カードを渡して」と言えなかった。

ギャンブル

妻

夫のものは夫に返す。気持ちを率直に伝える

【さき】

子どもの七五三や幼稚園入園などでまとまったお金が必要になった頃、夫が口座のお金をほとんど使いこんでいたことが発覚した。

今後どうしていくつもりなのかと問いただすと、夫は「今まではいろいろあっても許してくれたのに、今回こそは許してもらえないかもしれないと思うと、どうしたらいいかわからない」と動揺し、今度は私が上になった。

「別れよう。私は子どもと二人で生きていく」と宣言した。でも、ネットで検索してギャンブル依存症という病気のことを知り、踏みとどまった。

ほしかったアドバイス

まず保健所に電話で相談した。

「大変でしたね〜」と話を聞いてくれたが、役に立たなかった。

リカバリーサポート・ネットワークの電話相談にかけてみた。

「あなたはやれるだけのことをやっている。しっかりしているし、大丈夫」

と認めて話を聞いてくれ、共感してくれた。でも、具体的にどうすればいいか、という情報は得られなかった。

ギャマノンへ出かけた。フェローシップ（※）やスポンサーとのやりとりを通じて、やっと、私がほしかったアドバイスが得られた。

●夫の免許証や保険証は夫に返し、キャッシュカードは自分で預かる

彼の境界を侵害してはいけない。でも自分と子どもが生活していくための防衛手段はとるべき。私はまったく逆のことをやっていた！

●自分の収入を確保

働くよう提案され、仕事を探して契約社員となった。児童手当の振込口座を私の名義にすることも教わった。

●夫に「ありがとう」と言う

上下関係のコミュニケーションを変えていく。夫が何かしてくれたら（ギャマノンに行く間、子どもをみていてくれるなど）、「ありがとう」と言う。

●夫に自分の気持ちを伝える

上から責めたり、夫の機嫌をとっておだてたりするのではなく「スロットに行ってほしくない」と伝える。

夫も問題は自覚していたので、私の言葉に「そうだよね、行っちゃダメだよね」と同意した。

回復の形はそれぞれ

依存症の専門クリニックに予約を入れたが、夫は仕事が忙しいと言って三度もドタキャン。GAには出かけて行き「やめ続けるには、ああいう場所が必要だな」なんて言っていた割に、そのあとは全然行こうとしなかった。

それでも、ギャンブルは止まった。

夫がイライラしていたり、タバコのにおいがきつかったりすると、「またギャンブル？」と疑うこともあった。でも以前のような、足元がぐらつく不安はない。むしろ、スリップしてくれたらと思ったことさえある。そうすれば夫もGAにつながって、一緒に自助グループの行事に参加できるかも……。夫婦で回復の道を歩んでいる人たちがうらやましかった。

でも今では、それぞれの回復の形があるんだ、と思うようになった。

ギャマノンにつながって六年。

私の中には、今もパワーゲームの癖が根強く残っている。

たとえば夫から「休日に自分が食べたお菓子代を家計から出してほしい」と数百円のレシートを渡され、対応に迷ってスポンサーや仲間に分かち合ってもらった件。

そもそも、なぜ彼はこんなに細かいお金を請求してくるんだ？　と考えてみたら、私が数年前に「細かいお金も必要経費なら出すから言ってね」と伝えていたのを思い出した。そのときは何か彼の機嫌をとらねばならない事情があったのだろう。自分のコントロール欲求が空恐ろしい。

問題に気づくたび、夫との関係性を模索し、構築中だ。今は、家事分担について夫に選択肢を与え、自発的に考える機会を提供する、という課題に取り組んでいる。

※フェローシップ＝ミーティング後に仲間同士でおしゃべりしたりお茶を飲んだりする時間。

離婚・自立という選択

ギャンブル
元妻

【Rin】

「自分の足で立った方がいい」

夫に定期預金を何度も勝手におろされた挙句、ギャンブルの借金二五〇万円があると打ち明けられた。

「離婚してくれ」とうなだれる夫に私は慌ててしまい、実家の親に頼んで返済のお金を助けてもらった。

これは私にしみついた行動パターンだ。変化が不安で、たとえ不幸の中でも、そのままとどまる道を選んでしまう。現実を見ずに、外側だけなんとか取り繕おうとする……。

ちょうどその頃、テレビ番組でギャンブル依存症のことを知り、夫と一緒に専門クリニックを受診した。

依存症の診断とともにGAとギャマノンを紹介されたが、二人とも行かなかった。

さすがに、もう懲りただろうと思っていた。けれど結局また同じことが起き、私はギャマノンに通い始めた。

ミーティングは「言いっ放し、聞きっぱなし」で、体験や感情を分かち合う。そのあとのフェローシップでは、日々の問題解決に役立つ情報が飛び交う。そしてスポンサーからは提案や助言が得られた。三つとも私にとって欠かせないものだ。

まず学んだのは次のことだった。

●今までとは違う行動をする

その場その場で取り繕ったり、夫の機嫌をよくしようとしない。夫の気分の変化にいちいち反応しない。

●子どもと自分の生活を守る

仕事を始める。通帳や印鑑、保険の書類などを持ち出されないよう、貸金庫を借りる、など。

●自分の気持ちを大切にする

世間や夫や親を満足させるためではなく、自分がどうしたいのか？　を考え、自分の気持ちに耳を傾ける。

……学んだことを、私はなかなか実行できなかった。

家の中に厳重に隠したはずの通帳と印鑑を見つけられ、貯金をおろされる目に遭って初めて、貸金庫を借りた。家の権利書や、ふだん使わないパールのネックレスも貸金庫に入れた。

フルタイムの仕事を始めるには決心が必要で、子どもも学童保育に行くのを嫌がった。けれど仲間から「相手は依存症という病気。病人におんぶにだっこではなく、自分の足で立った方がいい」と言われた。毎日の仕事で身体はキツかったが、ずっとギャンブルの心配をしている状態から解放され、心は楽になった。

踏み出す決意

夫は何度かGAに行ったものの、続かなかった。

年末、私が入浴中に生活費の口座のキャッシュカードを持ち出された。以来、夫から生活費を渡されることになったが、ほんの少額で、四ヵ月後にはゼロになった。夫に出て行ってもらったが、留守中に侵入されるなど、思いもよらない事件が続いた。

棚卸しのステップ（※）でこれまでのことを振り返り、これ以上彼と一緒にいるのは無理、という自分の気持ちにやっと向き合うことができた。

離婚には時間がかかりそうだったので、まずは実家に戻って婚姻費用分担請求の申し立てをした。やっとそれが決着し、わずかだが生活費が支払われるようになったので、実家を出た。家計はぎりぎりでも、実家で暮らす息苦しさより、踏み出すことを選んだ。離婚調停には一年半もかかり、今年初めにやっと決着した。

彼もいつかGAに戻れる日が来るといいなと思うが、それはそれで彼自身の選択だ。

行動するたび、楽になる

私と子どもの生活は、少しずつ安定に向かっている。仲間の情報から、職業訓練校に通って新たな職に出会い、以前よりずっと条件のよい仕事に就くことができた。今は派遣だが、十一月から正社員になる。

ここまでずっと、仲間やスポンサーに支えられ、背中を押してもらった。

目下の課題は、元夫と暮らしていた家の処分だ。最後に彼が居座って暮らしていたときのままになっていて、売却するにはあれこれ片付けなければいけない。でも、行くと気持ちがざわざわするので、なかなか取りかかれずにいた。スポンサーに話したら、「期限を決めましょう」と提案された。その期限まで、あと一ヵ月もない。

本当はやりたくない。でも、動かなければ！　やろう！

考えてみれば、そもそもギャマノンに行くのだって私は嫌だった。でも、行ってみたら帰りは楽になっていた。毎週毎週、嫌々通っては、帰りは楽になっていた。

仲間から言われたことを、たとえ渋々でもやってみると、行動した分、少しだけ幸せになれた。

小さな成功体験がひとつずつ積み重なって、今、未来が見えている。

※棚卸し＝回復のための「12ステップ」の4・5にあたる。過去をありのままに書き出し、それを信頼できる人と分かち合う。

●家族のアンケートより

役に立った言葉

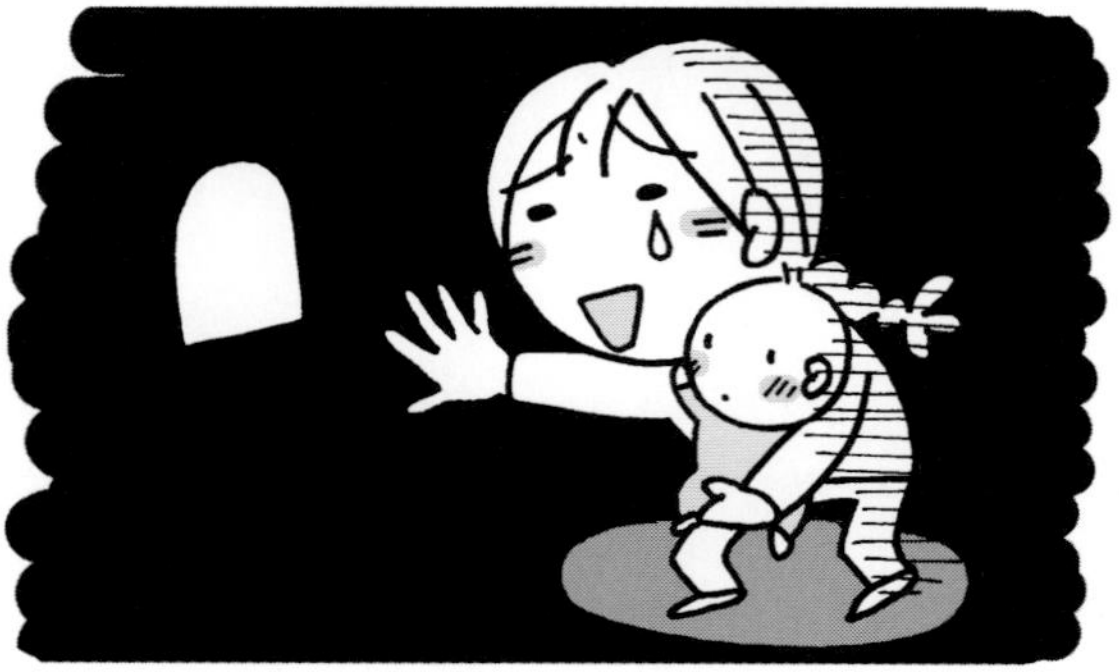

共感と希望

・よくがんばったね。

・鳴くまで待とう、ホトトギス。

・あせらず、あわてず、あきらめず。

・抜けられないトンネルはない、明るい光はきっと見える。

・大丈夫。

・回復できる。

・解決策はあります。

・ピンチがチャンス。

境　界

・息子は息子、他人である。息子が選んでしてきたこと、
だから息子の責任。責任は本人に返す。

・自分の問題と、他の人の問題を、分けて考える。

・「あのとき、親が手を放してくれたことに感謝している」
（当事者の言葉）

・夫は夫、私は私、別で考える。

・口にチャック。特にやめ始めの今は何を言ってもムダ。
いっそしゃべらないほうがよい。

・余分な手出し口出しはせず、結論は本人に出させる。
言ってもいい言葉は「よかったね」「残念やったね」の二つだけ。

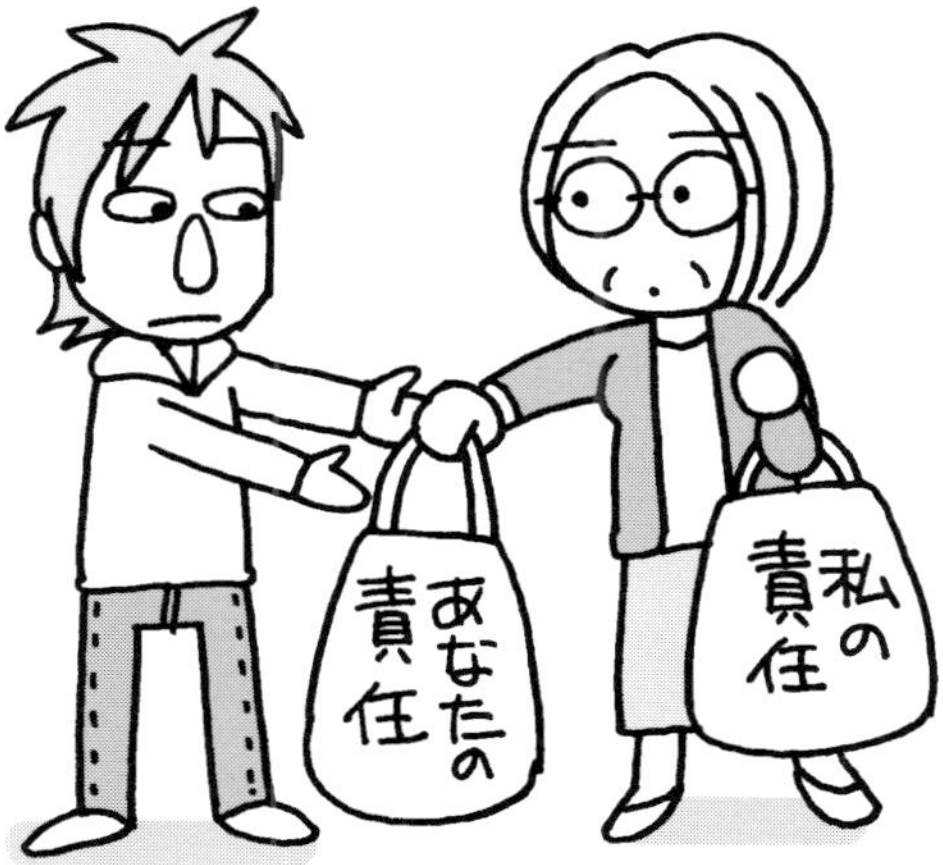

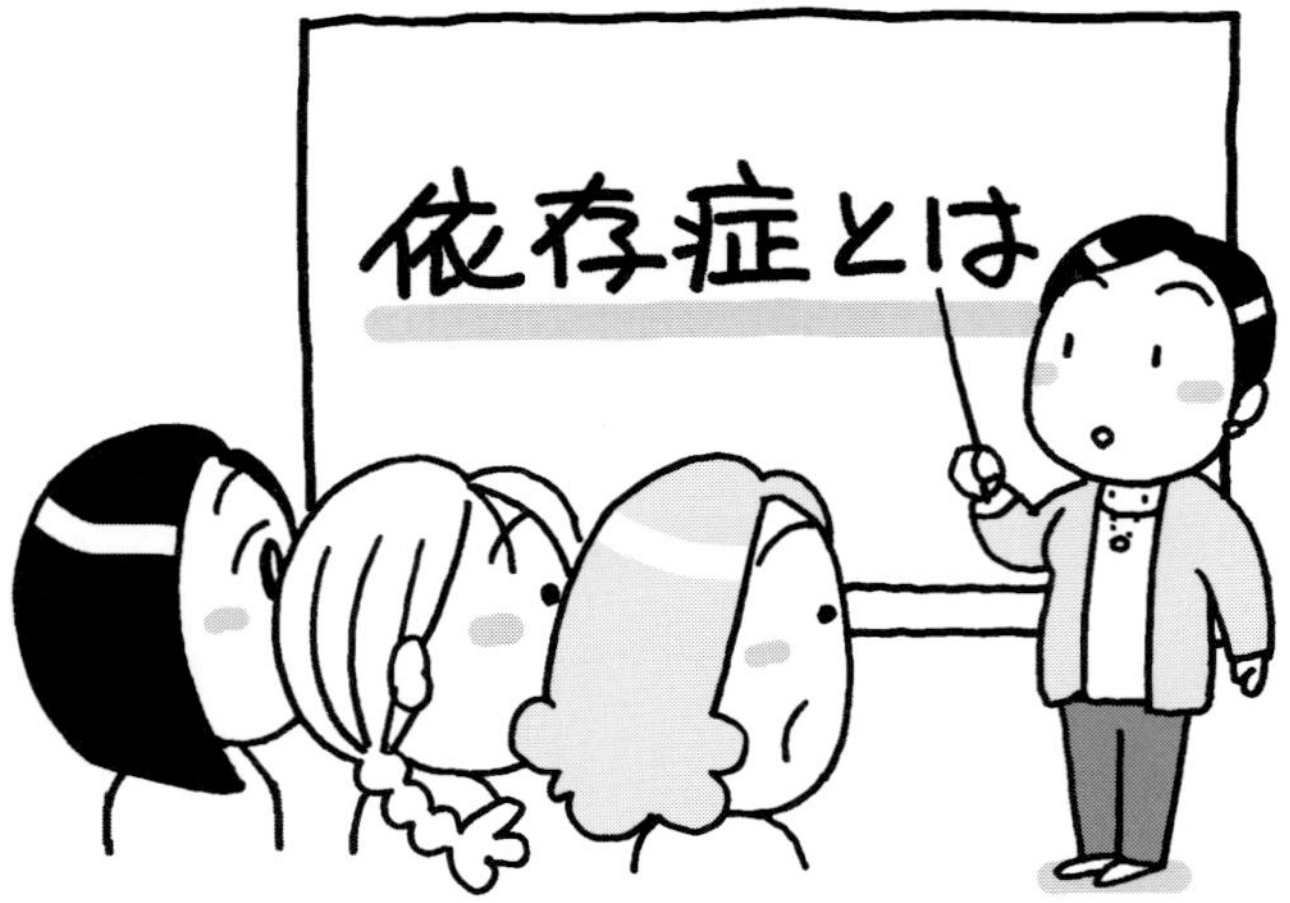

依存症という病気

・酒を飲まないときの本人はどうだったか？
酒が悪いのであって、本人は悪くない。

・酔っぱらいは言うだけだよ。次の日は忘れてる。

・過食嘔吐の吐く行為は、気持ちを吐いているのよ。

・「スリップしたけれど、何か本人の中でふっきれたものがあったようで、前進していると感じている」（家族の言葉）

・依存症は病気です。本人の意志や性格、親の育て方が悪いのではないのです。

・お母さんの子育てが間違ってたんじゃない。たまたま薬と出会ってしまっただけ。

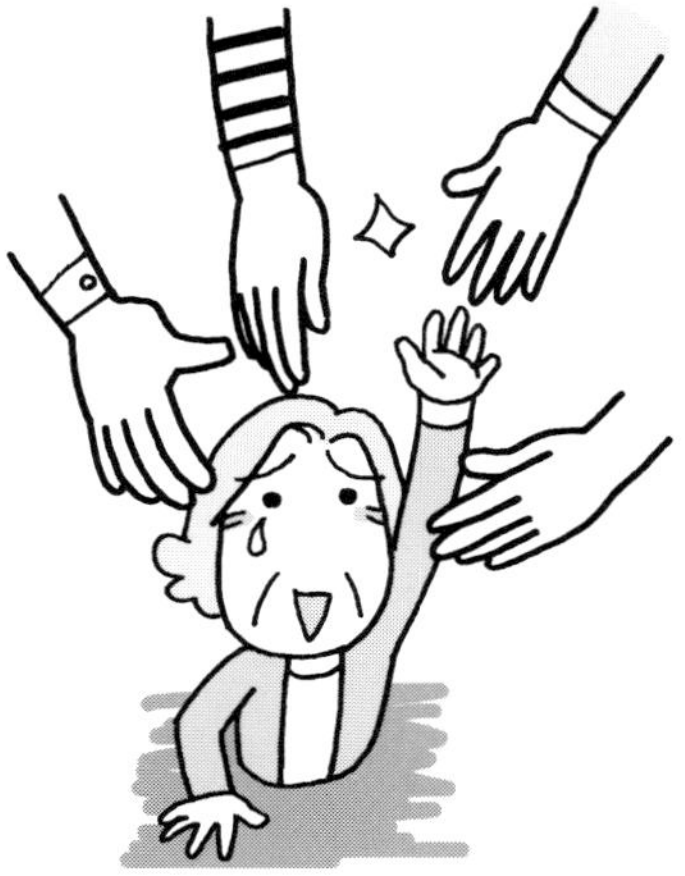

仲　間

・仲間に出会いなさい。

・あなただけではないのよ。みんな同じことで悩んでいたのよ。きっとよくなるよ。

・あなたから（仲間や先輩に）SOS を出せば、必ず助けてくれる。

・いつでも連絡くださいね。

自　立

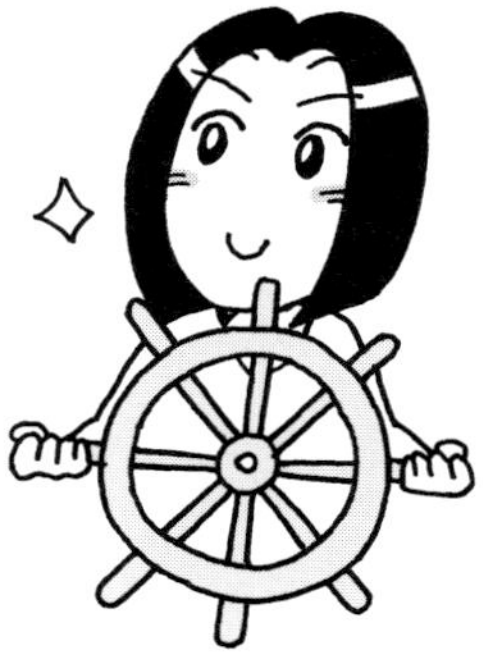

・自分の人生を生きなさい。

・本人を変えるのではなく、まずあなた自身が変わることが大切。

・経済的にも精神的にも自分の足で立ちなさい。

・私は……と自分を主語にして話す。

・あなたは批判してくる人のために生きているのではなく、あなた自身のためにあなた自身の人生を生きている。

自助グループなどのリスト

●ナラノン・ファミリーグループ・ジャパン（家族・友人）
ナラノンＮＳＯ
TEL：03-3902-8869
12 ステップを使った家族と友人の自助グループ。本部はアメリカ。

★◎やっかれん（全国薬物依存症者家族会連合会）（家族）
TEL：03-5856-4824
全国にある家族会の連合会。専門家や依存症当事者の講演と家族ミーティング、回復施設職員による相談を組み合わせているところが多い。会費制。

ギャンブル

●ＧＡ（ジー・エー）（本人）
ＧＡ日本インフォメーションセンター
TEL：03-3902-8869
12 ステップを使った当事者の自助グループ。本部はアメリカ。

●ギャマノン（家族・友人）
ギャマノン日本サービスオフィス
TEL：03-6659-4879
12 ステップを使った家族と友人の自助グループ。本部はアメリカ。

★全国ギャンブル依存症家族の会（家族）
http://www.gdfam.org/index.html
各地で定期的に研修会とミーティングを開催。ギャンブル＋クレプトマニア（万引きなどの窃盗癖）の家族会も東京と群馬で開始。会費制。

◎ギャンブル依存症問題を考える会
TEL：070-4501-9625（相談専用電話）
ギャンブル依存症の予防・啓発・家族支援などを行なっている団体。各地で月例相談会も開催している。

摂食障害

地域で活動する独立した自助グループが多く存在する。それぞれウェブサイトなどで広報しているので、「摂食障害　自助グループ」で検索。

●ＯＡ（オー・エー）（本人）※12 ステップ
http://oajapan.capoo.jp/

●ＮＡＢＡ（ナバ）（本人）
日本アノレキシア・ブリミア協会
TEL：03-3302-0710
東京のほか各地にＮＡＢＡがある。

●やどかり（家族）
TEL：03-3302-0580

依存症全般／共依存

●ファミリーズアノニマス（家族・友人）
※12 ステップ
http://families-anonymous.wixsite.com/home

● CoDA（コーダ）（共依存本人）
※12 ステップ
http://www.coda-japan.org/welcome.htm

ＡＣ：アダルト・チャイルド

●ＡＣＡ（エー・シー・エー）（本人）
※12 ステップ
https://aca-japan.org/

●ＡＣＯＤＡ（エー・シー・オー・ディー・エー）（本人）※12 ステップ
http://www.acoda.org/

● ACoA（エー・シー・オー・エー）（本人）
※12 ステップ
https://sites.google.com/site/acoajpn/

家族の相談先・

依存の問題は、いったん酒・薬・ギャンブルをやめても繰り返し起きるリスクが高いので、適切な治療と自助グループ（同じ問題を経験した人の集まり）などの継続したサポートが必要になります。けれども本人が自ら治療や自助グループにつながることは、残念ながら少ないのが現状です。そこで、まず家族が相談先や自助グループにつながり、知識を得て家族自身のダメージをケアしながら、本人に治療を勧めていく形が一般的です。家族の相談先・自助グループは全国にあり、違法薬物に関して相談しても通報されません。匿名で相談することもできます。

＜全国の精神保健福祉センター＞
都道府県と政令指定都市に設置されている心の健康に関する相談窓口。「こころの健康センター」など、馴染みやすい名称をつけているところもある。管轄内の治療相談先、自助グループの情報提供を行なっているほか、電話相談、来所相談、家族教室などを実施

＜保健所＞
精神保健福祉相談を行なっている。アルコールの相談窓口では保健所は一般的。

＜専門医療機関＞
本人が治療につながっていなくても、多くの専門医療機関が、ソーシャルワーカーらによる家族相談を受け付けている。家族教室などにも参加できる。有料の場合もあるので、要確認。

＜家族会★・支援団体◎＞
電話相談・相談会・家族ミーティング・研修会などを行なっている。

＜自助グループ●＞
同じ体験をした人たちの集まり。「相互支援グループ」とも呼ばれる。活動のメインは例会・ミーティングで、基本的に言いっぱなし・聞きっぱなし。日本独自のグループ（主として会員制）と、アメリカ発祥の12ステップ系（匿名・献金制）とがある。それぞれ、ウェブサイトで会場リストを公開している。

アルコール

●◎断酒会（本人・家族）
全日本断酒会連盟
TEL：03-3863-1600
家族と本人が一緒に参加できる「例会」を各地の断酒会が定期的に開催。宿泊研修や地区ごとのブロック大会、全国大会もある。医療や行政と連携し、各地で酒害相談も実施。実名・会員制。

●ＡＡ（エー・エー）：アルコホーリクス・アノニマス（本人）
ＪＳＯ：ＡＡ日本ゼネラルサービス
TEL：03-3590-5377
12ステップを使った当事者の自助グループ。本部はアメリカ。

●アラノン家族グループ（家族・友人）
アラノン・ジャパン
TEL：03-5483-3313
12ステップを使った家族と友人の自助グループ。本部はアメリカ。

●家族の回復ステップ12（家族・友人）
TEL：090-5150-8773
12ステップを使った家族と友人の自助グループ。日本でスタート。

薬　物

●ＮＡ（エヌ・エー）（本人）
ＮＡジャパン・セントラル・オフィス
TEL：03-3902-8869
12ステップを使った当事者の自助グループ。本部はアメリカ。

本号は、『Be！』［季刊ビィ］の増刊号です。年間購読をお申し込みになると、３・６・９月に本誌を、12月に本誌＋増刊号をお届けします。『Be！』は、アルコール・薬物依存症や摂食障害、共依存からの回復、アダルト・チャイルド（ＡＣ）の課題、人間関係などをテーマにした雑誌です。

本誌の購読方法

●年間購読

《郵便振替の場合》口座番号【00120-6-573894 アスク・ヒューマン・ケア】年間購読料 4,778 円（本誌４冊＋増刊号１冊／税・送料込）振替用紙に「○○号より年間購読」とご記入ください。入金確認と同時に郵送します。

《オンラインショップの場合》www.a-h-c.jp（トップページ右上のバナーをクリック）

※バックナンバーのお申し込みも受け付けています。売り切れの号もありますので、直接お問い合わせください。２冊以上の場合もお問い合わせを。**TEL.03-3249-2551**

●書店からの定期購読

書店に購読をお申し込みください。取次は「地方小出版流通センター」と必ず言い添えて。

本誌…定価（800 円＋税）増刊号…定価（1,000 円＋税）地域によってはお手元に届くまでに日数がかかる場合があります。送料はかかりません。

● 10 冊以上の大量購入

同じ号をまとめて 10 冊以上なら１割引・送料無料。20 冊以上は２割引・送料無料。

『Be！』増刊号 No.27

《アルコール・薬物・ギャンブル》

依存症家族の困りごと 解決＆支援マニュアル

2018 年 12 月 10 日発行　定価（本体 1,000 円＋税）

編集及発行者　今成知美

発行　ＡＳＫ（アルコール薬物問題全国市民協会）

発売　（株）アスク・ヒューマン・ケア

〒 103-0007　東京都中央区日本橋浜町 3-16-7-7F　TEL.03-3249-2551

ＡＳＫホームページ　www.ask.or.jp　E-mail　ask@t3.rim.or.jp

アスク･ヒューマン･ケア　ホームページ　www.a-h-c.jp

印刷　明和印刷株式会社　

ISBN978 - 4-901030 - 28 - 1 C0011 ¥1000E

Be! 読者通信

増刊号 No.27

あてさき　〒103-0007　東京都中央区日本橋浜町 3-16-7-7F
ASK（編集部）

●今号のご感想・ご意見・分かちあいたい体験、増刊号で取り上げてほしいテーマなど、何でもお寄せください。
採用分については、掲載誌贈呈に加えて、クオカードをさしあげます。

お名前	（ふりがな） **掲載の場合は**―□実名でよい　□ペンネーム（　　　）□イニシャル □都道府県名は入れたくない
お立場	（なるべく具体的に）
ご住所	□職場　□自宅 （〒　　　　　　）
電話連絡先	□職場　□自宅 （連絡可能な時間帯）